Drainagen und Drainagetechniken in der operativen Medizin
Herausgegeben von Peter Eckert

AF212055

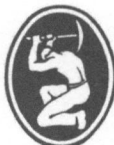

Drainagen und Drainagetechniken in der operativen Medizin

Indikationen, Technik, Material

Herausgegeben von Peter Eckert

Unter Mitarbeit von
P. Brandt, C. Burri, L. Claes, P. Eckert, M. Feldmann,
M. Gebhardt, G. Görtz, E. Guthy, R. Häring, N. Jaeger,
K. Koppenhagen, E. Kraas, U. Kreuzer, N. Lang, M. M. Linder,
G. Lob, W. Lutzeyer, D. Moskopp, W. Mutschler, M. Pfeiffer,
E. Reuter, R. Schaefer, U. Steuer, L. C. Tung, E. Ungeheuer,
L. Weißbach, R. Winkler, R. Wüllenweber, L. Zwank

Mit 94 Abbildungen und 28 Tabellen

Springer-Verlag Berlin Heidelberg GmbH

Professor Dr. med. Peter Eckert
Bayer AG
Pharma-Forschungszentrum
Aprather Weg
Postfach 101709
5600 Wuppertal 1

ISBN 978-3-8070-0355-9   ISBN 978-3-642-86444-5 (eBook)
DOI 10.1007/978-3-642-86444-5

CIP-Kurztitelaufnahme der Deutschen Bibliothek: Drainagen und Drainagetechniken in der
operativen Medizin: Indikationen, Technik, Material/
hrsg. von Peter Eckert. Unter Mitarbeit von P. Brandt ...
München: Bergmann;
New York; Heidelberg; Berlin; Tokyo: Springer, 1986

Satz: Daten- und Lichtsatz-Service, Würzburg

2382/3321-543210

Inhaltsverzeichnis

Mitarbeiterverzeichnis   IX

Einleitung (P. Eckert)   1

1   **Drainagematerial, Anwendungsbereiche und Prinzipien der Wund-**
            drainage (L. Weißbach, R. Schaefer, M. Gebhardt, N. Jaeger)   3
1.1   Allgemeine Materialanforderungen   3
1.2   Spezielle Materialien   5
1.3   Die verschiedenen Natur- und Kunststoffmaterialien   7
1.3.1   Abgewandelte Naturstoffe   7
1.3.2   Synthetische Kunststoffe   9
1.4   Die Prinzipien der Sekretableitung   13
1.5   Die verschiedenen Drainagearten   14
1.5.1   Schwerkraftdrainage   14
1.5.2   Penrose-Drainage   14
1.5.3   Heberdrainage   14
1.5.4   Saugdrainage   14
1.5.5   Schlürfdrainage   15
1.5.6   Mikulicz-Tamponade   15
1.6   Industriell gefertigte Systeme   16
1.6.1   Robinson-Drainage   16
1.6.2   Redon-Drainage   16
1.6.3   Jackson-Pratt-Drainage   17

2   **Drainagen in der Neurochirurgie** (R. Wüllenweber, D. Moskopp) . . .   19
2.1   Drainagen nach außen   19
2.1.1   Gebräuchliche Drainagetypen   19
2.1.2   Periphere Nerven   20
2.1.3   Ventrolateraler Halsbereich   20
2.1.4   Wirbelsäule von dorsal   20
2.1.5   Gehirn, Schädel und deren Hüllen, einschließlich der chronisch subdura-
            len Hämatome   21
2.2   Septische Neurochirurgie   22
2.3   Behandlung von Liquorzirkulationsstörungen   22
2.3.1   Externe Ventrikeldrainage und akuter Hydrozephalus   23
2.3.2   Implantatdrainagen   24
2.4   Komplikationen   29

3   **Drainagen am Hals** (M. Feldmann)   31
3.1   Drainagen bei septischen Prozessen   31
3.2   Drainagen bei aseptischen Prozessen   32

VI

4	**Intrathorakale Drainagen** (P. Eckert)	35
4.1	Brustwand	36
4.2	Pleura	36
4.2.1	Pneumothorax	36
4.2.2	Pleuraerguß	36
4.2.3	Pleuraempyem (Pyothorax; Pyopneumothorax)	37
4.2.4	Pleuratumoren	39
4.2.5	Pleuradrainage	39
4.3	Lunge	40
4.4	Mediastinum	41
4.5	Herz und herznahe Gefäße	42
4.6	Thoraxtraumen	43
4.7	Material und Methoden zur Thoraxdrainage	47
5	**Drainage der Bauchhöhle**	51
5.1	Leistungen des Peritoneums (P. Eckert)	51
5.2	Drainage nach Eingriffen am Magen (P. Eckert)	53
5.2.1	Nichtresezierende Verfahren	53
5.2.2	Resezierende Verfahren	53
5.2.3	Totale Gastrektomie	55
5.3	Drainage nach Eingriffen an der Leber (P. Eckert)	56
5.4	Drainage nach Eingriffen an den Gallenwegen (P. Brandt, E. Ungeheuer)	58
5.5	Drainage nach Eingriffen am Pankreas (P. Eckert)	60
5.5.1	Akute Pankreatitis und Pankreasverletzungen	60
5.5.2	Resektionen des Pankreas bei chronischer Entzündung und Karzinom von distal	62
5.5.3	Resektion des proximalen Pankreas	63
5.5.4	Sonstige Verfahren bei Erkrankungen des Pankreas	64
5.6	Drainage nach Eingriffen an der Milz (P. Eckert)	65
5.7	Drainagen bei Dünndarmanastomosen (P. Eckert)	66
5.7.1	Das Duodenum	66
5.7.2	Chronisch geschädigter Dünndarm	68
5.8	Drainagen in der Dickdarmchirurgie (R. Winkler, M. Pfeiffer)	69
5.9	Drainage intraabdomineller postoperativer Peritonealabszesse (P. Eckert)	74
5.9.1	Definition	74
5.9.2	Ursachen	74
5.9.3	Lokalisation	74
5.9.4	Klinische Symptome	74
5.9.5	Klinische Diagnose	75
5.9.6	Therapie	76
5.9.7	Prognose und Letalität	78
5.10	Indikation und Verweildauer von intraabdominellen Blutungsdrainagen nach Bauchtraumen (U. Steuer, L. Zwank)	78
5.11	Innere Drainagen im Bereich des Magen-Darmkanals (P. Eckert)	81
5.11.1	Speiseröhre und Magen	82
5.11.2	Die innere Drainage des Gallenganges	83
5.11.3	Die innere Drainage des Dünndarms	84
5.11.4	Die Aszitesbehandlung durch innere Drainagen	86
5.11.5	Drainagesysteme	87
6	**Peritonitis**	89
6.1	Die offene Spülbehandlung der Bauchhöhle (E. Guthy)	89
6.1.1	Die offene Bauchwandstabilisierung	89
6.1.2	Technik der offenen Spülbehandlung	90

6.1.3   Ergebnisse 91
6.2   Geschlossene Drainagetechnik bei der diffusen eitrigen Peritonitis
         (M. M. Linder) 91
6.3   Postoperative Peritoneallavage bei eitriger Peritonitis (E. Kraas) . . . 93

7   **Drainagen in der Frauenheilkunde** (N. Lang) 97
7.1   Therapeutische Drainage 97
7.2   Prophylaktische Drainage 99

8   **Drainagen und Drainagetechniken in der Urologie** (W. Lutzeyer) . . . 103
8.1   Kontaminationsgrade 103
8.2   Gesicherte intra- und postoperative Harnableitung 105
8.3   Suffiziente und nicht zur exogenen Infektion führende Wunddrainage . 105
8.4   Einsatz oder Nichteinsatz einer systemischen Antibiotikaprophylaxe . 106
8.5   Wundbehandlung 106
8.6   Zusammenfassung 109

9   **Drainagen und Drainagetechniken in der Unfallchirurgie** (W. Mutschler,
         G. Lob) 111
9.1   Frische Verletzungen und Wahleingriffe 111
9.2   Indikation und Anwendung bei Infekten 113

10   **Experimentelle Untersuchungen** 115
10.1   Untersuchungen zur Saugleistung von Drainagen (L. Claes, C. Burri,
         U. Kreuzer) 115
10.1.1   Material 115
10.1.2   Modelluntersuchungen 116
10.1.3   Tierexperimente 117
10.1.4   Diskussion 117
10.2   Untersuchungen zur Wirksamkeit von Polyäthylen- und Silikondrainagen
         bei experimenteller Peritonitis (G. Görtz, R. Häring, K. Koppenhagen,
         E. Reuter, L. C. Tung) 118
10.2.1   Versuchsmodell 118
10.2.2   Material 119
10.2.3   Methodik 119
10.2.4   Ergebnisse 119
10.2.5   Diskussion 120
10.2.6   Zusammenfassung 121

Literatur 123

Sachverzeichnis 129

Mitarbeiterverzeichnis

Dr. med. P. Brandt
  Krankenhaus Nordwest
  Chirurgische Klinik
  Steinbacher Hohl 2–26
  6000 Frankfurt/Main 90

Prof. Dr. med. C. Burri
  Zentrum für Chirurgie
  der Universität Ulm
  Leiter der Abteilung Chirurgie III
  Steinhövelstr. 9
  7900 Ulm

PD Dr. rer. biol. hum. L. Claes
  Klinikum der Universität Ulm
  Labor für Experimentelle Traumatologie
  Abteilung Chirurgie III
  Oberer Eselsberg
  7900 Ulm

Prof. Dr. med. P. Eckert
  Bayer AG
  Pharma-Forschungszentrum
  Aprather Weg
  5600 Wuppertal 1

Dr. med. M. Feldmann
  Kliniken der Stadt Saarbrücken
  Akademisches Lehrkrankenhaus
  Leitender Oberarzt
  der Chirurgischen Klinik
  Theodor-Heuss-Straße
  Postfach 75
  6600 Saarbrücken 6

Prof. Dr. rer. nat. M. Gebhardt
  Mineralogisches Institut
  der Universität Bonn
  Poppelsdorfer Schloß
  5300 Bonn

PD Dr. med. G. Görtz
  Universitätsklinikum Steglitz
  Chirurgische Klinik und Poliklinik (WE2)
  Abteilung für Allgemein-,
  Gefäß- und Thoraxchirurgie
  Hindenburgdamm 30
  1000 Berlin 45

Prof. Dr. med. E. Guthy
  Chefarzt der Chirurgischen Klinik
  Städtisches Krankenhaus
  Söllnerstr. 16
  8480 Weiden in der Oberpfalz

Prof. Dr. med. R. Häring
  Universitätsklinikum Steglitz
  Chirurgische Klinik und Poliklinik (WE2)
  Leiter der Abteilung für
  Allgemein-, Gefäß- und Thoraxchirurgie
  Hindenburgdamm 30
  1000 Berlin 45

PD Dr. med. N. Jaeger
  Urologische Klinik
  der Universität Bonn
  Sigmund-Freud-Str. 25
  5300 Bonn 1

Prof. Dr. med. K. Koppenhagen
  Universitätsklinikum Charlottenburg
  Strahlenklinik und Poliklinik (WE 7)
  Abteilung für Pädiatrische Radiologie
  Spandauer Damm 130
  1000 Berlin 19

Prof. Dr. med. E. Kraas
  Chefarzt der Chirurgischen Abteilung
  Städtisches Krankenhaus Moabit
  Turmstr. 21
  1000 Berlin 21

Dr. med. U. Kreuzer
  Zentrum für Chirurgie
  der Universität Ulm
  Abteilung Chirurgie III
  Steinhövelstr. 9
  7900 Ulm

Prof. Dr. med. N. Lang
  Direktor der Klinik für Frauenheilkunde
  mit Poliklinik und Hebammenschule
  Universitätsstr. 21
  8520 Erlangen

Prof. Dr. med. M. M. Linder
Chefarzt der Chirurgischen Klinik I
Klinikum Ingolstadt
Krumenauerstr. 25
Postfach 2920
8070 Ingolstadt

Prof. Dr. med. G. Lob
Zentrum für Chirurgie
der Universität Ulm
Abteilung Chirurgie III
Steinhövelstr. 9
7900 Ulm

Prof. Dr. med. W. Lutzeyer
Klinikum der RWTH Aachen
Direktor der Abteilung Urologie
Pauwelsstraße
5100 Aachen

Dr. med. D. Moskopp
Neurochirurgische Klinik
der Universität Bonn
Sigmund-Freud-Str. 25
5300 Bonn 1

PD Dr. med. W. Mutschler
Zentrum für Chirurgie
der Universität Ulm
Abteilung Chirurgie III
Steinhövelstr. 9
7900 Ulm

PD Dr. med. M. Pfeiffer
Klinikum der RWTH Aachen
Oberarzt der Abteilung Chirurgie
Pauwelsstraße
5100 Aachen

Dr. med. E. Reuter
Universitätsklinikum Steglitz
Klinik für Radiologie, Nuklearmedizin
und Physikalische Therapie (WE 10)
Hindenburgdamm 30
1000 Berlin 45

Dr. med. R. Schaefer
Urologische Klinik
der Universität Bonn
Sigmund-Freud-Str. 25
5300 Bonn 1

Dr. med. U. Steuer
Städtisches Krankenhaus
Chirurgische Abteilung
Röntgenstr. 2
7990 Friedrichshafen

Prof. Dr. med. L. C. Tung
Universitätsklinikum Steglitz
Chirurgische Klinik und Poliklinik (WE 2)
Hindenburgdamm 30
1000 Berlin 45

Prof. Dr. med. E. Ungeheuer
Krankenhaus Nordwest
Direktor der Chirurgischen Klinik
Steinbacher Hohl 2−26
6000 Frankfurt/Main 90

Prof. Dr. med. L. Weißbach
Chefarzt der Abteilung Urologie
Städtisches Krankenhaus am Urban
Dieffenbachstr. 1
1000 Berlin 61

Prof. Dr. med. R. Winkler
Chefarzt der Chirurgischen Klinik
Abteilung für Allgemeinchirurgie
Martin-Luther-Krankenhaus
Lutherstr. 22
2380 Schleswig

Prof. Dr. med. Dr. phil. R. Wüllenweber
Direktor der Neurochirurgischen Klinik
der Universität Bonn
Sigmund-Freud-Str. 25
5300 Bonn 1

PD Dr. med. L. Zwank
Kliniken der Stadt Saarbrücken
Akademisches Lehrkrankenhaus
Chefarzt der Abteilung Unfallchirurgie
Theodor-Heuss-Straße
Postfach 75
6600 Saarbrücken 6

Einleitung

Die Indikation zur und die Technik der Drainage ist in den meisten Gebieten der operativen Medizin fester Bestandteil des Therapiekonzeptes. Der klaren Indikation in der Unfall- und Wiederherstellungschirurgie stehen jedoch Zweifel und Diskussionen besonders im Bereich der Abdominalchirurgie entgegen, in der nichts häufiger angewendet und gleichzeitig wieder in Frage gestellt wird wie die Drainage.

Der Wunddrain als solcher war schon *Hippokrates* und *Celsius* bekannt. 1859 verwendete *Chassaignac* erstmals einen weichen Gummidrain. Der deutsche Chirurg *Kehrer* gab als passiven „Saugdrain" ein mit Gaze gefülltes Gummirohr (1882) an. Wenig beachtet wurde die Inauguration einer Thoraxdrainage des Hamburger Arztes *Bülau* (1890). *Kellog* (1895) erarbeitete die noch heute verwendete Ablaufdrainage nach dem *Marriott'schen Prinzip*. Hierbei mündet der Wunddrain in eine Flasche mit Flüssigkeit, die, wiederum „offen" zur Luft, eine Aspiration von Luft und Flüssigkeit in das Drainagegebiet selbst bei negativen Drücken verhindert, so beispielsweise am Thorax (wobei der negative Druck nur einen Minusdruck, bezogen auf den Atmosphärendruck, darstellt). 1898 entwickelte *Heaton* eine Unterdruckdauerabsaugung.

Die gesamte moderne Drainagetechnik der Bauchhöhle beruht auf den experimentellen und klinischen Ergebnissen von *Yates* aus dem Jahre 1905. Yates stützte die Aussagen von *Mikulicz* (1899) und *Halsted* (1904) u.a., daß die Bauchhöhle eigentlich undrainierbar sei. Die Schlußfolgerungen daraus waren, sich mit der extraperitonealen Drainage der Bauchhöhle zu beschäftigen. An diesen Tatsachen hat sich bis heute wenig geändert. Es gibt prinzipielle Befürworter und solche, die die Drainage grundsätzlich ablehnen.

Bedauerlicherweise haben neuerdings juristische Auffassungen Eingang in die medizinische Technik gefunden, so daß gutachterliche Meinungen Grundlage für eine Rechtsprechung über die Richtigkeit der Anwendung von Drainagen geworden sind. Die dadurch hervorgerufene Unsicherheit in der Beurteilung der Drainagesysteme war Anlaß und Thema des 3. Saarbrücker Gespräches (1982). In der Verfolgung dieser Thematik entstand diese Monographie, die sich zum Ziel setzt, alles Bekannte und Wissenswerte zusammenzutragen, damit eine Standortbestimmung durchführbar wird. Es können hier nicht alle Meinungen in extenso vertreten und berücksichtigt werden. Zweifelsfreie Anwendungen und Techniken werden nur kurz beschrieben, umstrittene Techniken, wie z.B. die Drainage der Bauchhöhle, dagegen ausführlicher.

Es gilt, bewährte Ergebnisse zu erhärten, Fragliches zu relativieren und Neues kritisch abzuwägen.

P. Eckert

1 Drainagematerial, Anwendungsbereiche und Prinzipien der Wunddrainage

L. Weißbach, R. Schaefer, M. Gebhardt, N. Jaeger

In vivo- und in vitro-Untersuchungen über das Materialverhalten im Blut [Bourassa et al. 1976; Müller et al. 1977, 1981; Peters et al. 1981] und im Urin [Axelson und Schönebeck 1977; Dathe 1973; Maar und Lenz 1976, 1977; Scrinivasan und Clark 1972; Weißbach et al. 1979] sind relativ einfach durchzuführen, da diese Flüssigkeiten eine nahezu konstante Zusammensetzung haben. Schwieriger sind dagegen Untersuchungen an Drainagematerial, da die biochemischen Bestandteile des Wundsekretes stark wechseln, die Drainage vom Drainagegebiet und von der Grunderkrankung abhängig ist. Gerade aber die funktionsgerechte Sekretableitung erfordert aus folgenden Gründen ein geeignetes Material (Tabelle 1.1):

- Bei der Blut- und Urinableitung werden hohe Flowraten erreicht, bei der Wunddrainage sind dagegen die Durchflußgeschwindigkeit und die Menge des geförderten Volumens sehr niedrig. Es kommt deshalb zu Adhäsionen, die zu einer Lumeneinengung und Verstopfung mit den bekannten Komplikationen führen.
- Wunddrainagen haben je nach Anwendungsbereich einen komplizierteren Aufbau als Venen- und Blasenkatheter.
- Bei einer Störung der Wunddrainage können die Komplikationen erheblich sein und das gesamte Operationsergebnis in Frage stellen.

Tabelle 1.1. Ausgangsmaterial für flexible Instrumente (Drainageschläuche)

Weichgummi
Naturkautschuk
Polyvinylchlorid (PVC)
Polyäthylen
Polytetrafluoräthylen (PTFE)
Silikonkautschuk
Polyurethane (PUR)

1.1 Allgemeine Materialanforderungen

Der Aufbau aller Wunddrainagesysteme ist im Prinzip gleichartig. Sie bestehen aus einem *Sekretreservoir* und einem *Drainagerohr*. Nur wenige Drainageprinzipien verändern diese Anordnung (offene Wunddrainage).

Sekretreservoir: Die Anforderungen an das Material eines solchen Reservoirs sind nicht sehr hoch. Es muß während der gesamten Verweildauer der Drainage dem Arzt und dem Pflegepersonal eine Beurteilung des Wundsekrets hinsichtlich Menge und Farbe ermöglichen. Das Material muß also durchsichtig sein. Für den mobilisierten Patienten und auch für das Pflegepersonal ist es vorteilhaft, wenn mit leichtgewichtigen Materialien gearbeitet werden kann. Bei **Saugdrainagen** ist das Reservoir aus starrem Material angefertigt, um den Unterdruck aufrechtzuerhalten. Das Reservoir von **Schwerkraftdrainagen** läßt sich aus flexiblem Material anfertigen.

Generell werden Sekretreservoire aus *Polyvinylchlorid* (PVC) oder *Glas* hergestellt. Letzteres halten wir für unzweckmäßig, da diese Reservoire schwer sind und als Fußbodenstandgefäße den hygienischen

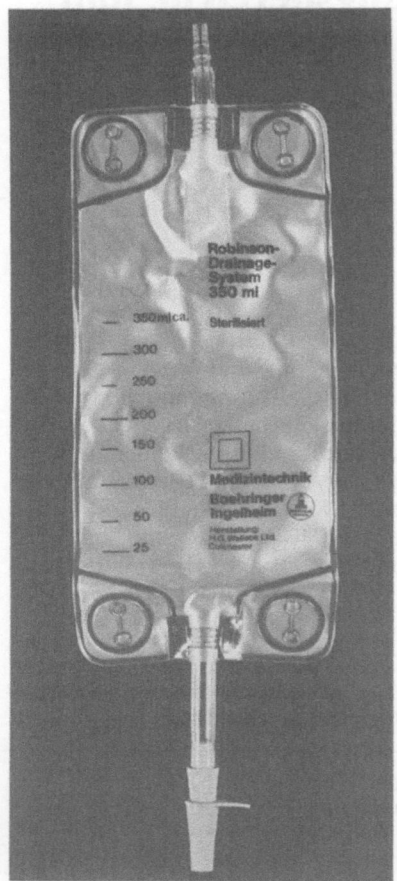

Abb. 1.1. Flexible Sekrettasche der Robinson-Drainage (Boehringer Ingelheim)

die Entsorgung der Einmalprodukte problematisch ist. Die meisten Kunststoffe zersetzen sich nicht in der Natur, sondern ändern nur geringfügig ihre hochpolymere Struktur. Man sollte deshalb an die Industrie mit der Forderung herantreten, Kunststoffe anzubieten, die sich nach ihrem Gebrauch wieder aufarbeiten lassen bzw. bei ihrer Vernichtung nicht zur Umweltbelastung führen. Da die Materialbeschaffenheit der extrakorporal angebrachten Drainageteile (Sekretreservoir) deren Funktion nicht wesentlich beeinflußt, sollten Wirtschaftlichkeit und Umweltschutz unsere Entscheidung bei der Auswahl des Materials mit beeinflussen.

Selten wird zur Herstellung des Sekretreservoirs *Silikonkautschuk* verwendet (Abb. 1.27). Zwar handelt es sich hierbei grundsätzlich um eine sehr gute Konzeption, jedoch ist der Materialaufwand und damit der Preis zu hoch und steht in keinem Verhältnis zu den Anforderungen an ein Sekretreservoir.

Anforderungen, die zu stellen sind, nicht genügen. Zusätzlich besteht für Patienten und Pflegepersonal Verletzungsgefahr bei Flaschenbruch.

Je nach Zusammensetzung des Ausgangsmaterials werden aus PVC flexible Sekrettaschen gefertigt (Abb. 1.1) bzw. starre Unterdruckflaschen hergestellt (Abb. 1.2). In beiden Fällen handelt es sich um Einmalprodukte. Bei ihrem Gebrauch sehen wir heute in erster Linie den Arbeitsaufwand und die hygienischen Belange, die beim Reinigen von wiederverwendbarem Material entstehen. Grundsätzlich könnte sich jedoch in den nächsten Jahren unsere Einstellung zu den Einmalartikeln ändern, da die Rohstoffkosten hierfür steigen und

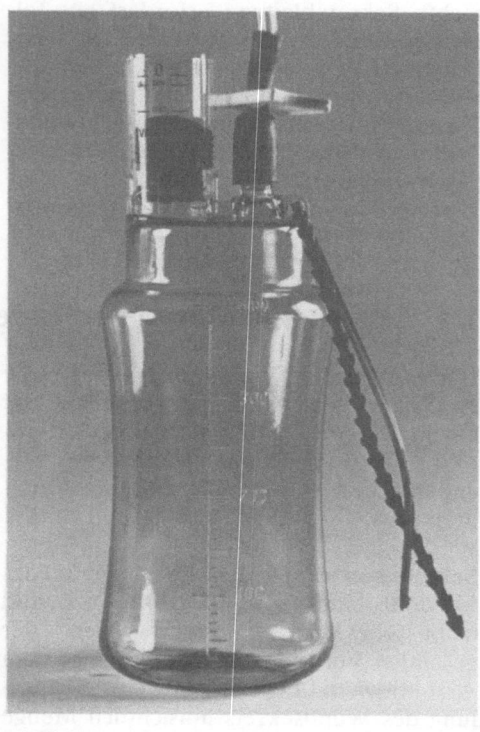

Abb. 1.2. Unterdruckvakuumflasche (Sterimed)

Drainageschlauch: Im Gegensatz zu dem Reservoir stellen wir bei den Drainagerohren sehr hohe Anforderungen an die Materialeigenschaften. Besonders bei langer Verweilzeit kann das Material durch den Einfluß der Körpersekrete erhebliche Veränderungen erfahren, so daß nur auf inerte Natur- oder Kunststoffe zurückgegriffen werden darf. In keinem Fall weiß der Operateur mit Sicherheit, wie lange die Verweilzeit der Drainage sein wird. Bei eintretenden Komplikationen muß er damit rechnen, daß aus der ursprünglich als *„Kurzzeitdrainage"* konzipierten Sekretableitung eine *„Langzeitdrainage"* wird. Demzufolge müssen wir an das in den Körper eingebrachte Material die gleichen Anforderungen stellen wie an Implantate.

1.2 Spezielle Materialien

Entsprechend der Unterteilung von Domininghaus [1976] unterscheiden wir als Ausgangsmaterialien für flexible Instrumente abgewandelte Naturstoffe und synthetische Kunststoffe (Abb. 1.3). Zu den abgewandelten Naturstoffen gehören *Kautschuk, Latex* und *Weichgummi,* während es sich bei den Kunststoffen unter anderem um *Silikon, PVC* und *Polyurethane* handelt. Die meisten Produkte sind bereits an ihrer Farbe erkennbar. Die Festigkeit erlaubt keine Qualitätsbeurteilung, da sie je nach Herstellungsverfahren stark veränderbar ist.

In vielen Fällen werden aus Kostengründen Schlauchstücke als Meterware geliefert, die nicht in den Organismus eingebracht werden sollten. Bei der Bearbeitung durch den Operateur (Flächenanschnitt, Schaffung von Drainageaugen) werden Bedingungen geschaffen, die die Verletzungsgefahr durch das Drainagerohr erhöhen und die Funktionsfähigkeit in Frage stellen. Allgemein sollten Drainageschläuche zur Anwendung kommen, die von der Industrie gefertigt und kommerziell erhältlich sind.

Inwieweit sind die verschiedenen Natur- und Kunststoffe für die Verwendung als Drainagerohr geeignet? Die allgemeinen Anforderungen sind in Tabelle 1.2 zusammengestellt. Es ist durchaus denkbar, daß sich für den einen oder anderen Fall zur Wunddrainage Abweichungen von diesen Forderungen ergeben. Indikation und Anwendungsbereich spielen dabei eine wichtige Rolle. So verlangt die Vakuumdrainage mit hohem Unterdruck (0,8 atm) andere physikalische Eigenschaften von dem Material als die Schwerkraftdrainage.

Besonders für die mittel- und langfristige Anwendung des Drainagerohres ist nicht nur die Qualität des Materials entscheidend, sondern auch seine Oberflächeneigenschaften. Diese werden u.a. von der Bearbeitung bestimmt. Die wichtigsten

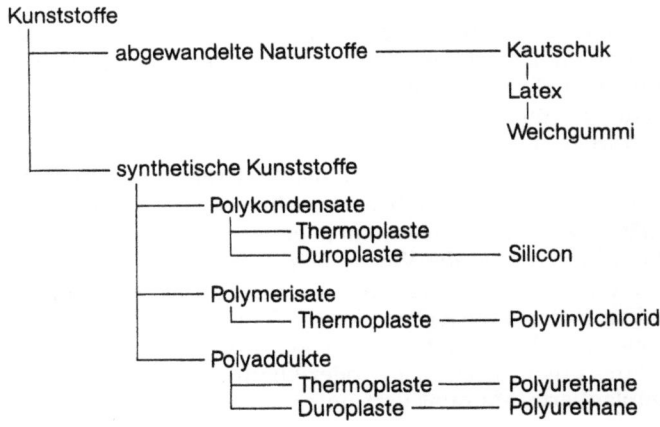

Abb. 1.3. Einteilung der Kunststoffe. [Nach Domininghaus 1973, 1976]

Tabelle 1.2. Anforderungen an ein ideales Drainagematerial

1. Chemisch:	biostabil
2. Physikalisch:	formstabil, elastisch, elektrostatisch neutral
3. Morphologisch:	glatt, wasserabstoßend, antiadhäsiv
4. Physiologisch:	ideal drainierend, strömungsfördernd
5. Bakteriologisch:	bakteriostatisch bis bakterizid

formgebenden Verfahren sind hierbei die Spritzguß- und Tauchtechnik.

Beim **Spritzgußverfahren** wird in einer sog. Schneckenpresse (Extrudor) das zu verarbeitende Material erwärmt, unter Druck gesetzt und durch eine Düse ausgespritzt. Auf diese Weise kann der Rohstoff verdichtet, entlüftet, entgast, geschmolzen, homogen gemischt und verformt werden. Es wird entweder ein in Formräume gespritztes Einzelteil oder ein fortlaufender Schlauch hergestellt. Das Extrusionsverfahren eignet sich besonders zur Verarbeitung von thermoplastischen Materialien. Sie liegen bei niedriger Temperatur (20 °C) in fester Form vor (Granulat oder Pulver) und werden erst nach Erwärmung, Erhitzung oder nach dem Schmelzen verformbar.

Das **Tauchverfahren** dient der Herstellung dünnwandiger, schlauchförmiger Kunststoffartikel oder dünnschichtiger Kunst- und Naturstoffüberzüge. Zur Formgebung werden Glas-, Porzellan-, Leichtmetall- oder Stahlformen eingesetzt. Sie werden auf einen Rahmen montiert und ein- oder mehrmals in die Tauchlösung gesenkt. Dieser Vorgang bestimmt die gewünschte Schichtdicke. Die Lösung haftet an den Formen, wird luftgetrocknet und anschließend vulkanisiert. Das Tauchverfahren eignet sich vor allem zur Verarbeitung von Stoffen, die bei niedriger Temperatur in flüssiger Form vorliegen (z.B. Naturlatex).

Die wichtigste Eigenschaft, die das Drainagematerial haben muß, ist seine **Biostabilität**. Hierunter versteht man in einem biologischen System die Wechselwirkung des Materials mit der Umgebung. Im medizinischen Bereich dürfen sich keine Veränderungen am Polymer des Natur- oder Kunststoffes ergeben. Das lang- oder kurzfristig implantierte Material darf unter der Ein-

wirkung des Wundsekrets, der sich möglicherweise ansammelnden Bakterien und der Enzyme des umgebenden Gewebes keine Veränderungen erfahren. Die wichtigsten Faktoren, die zu Veränderungen des Drainagerohres führen, sind in Tabelle 1.3 zusammengestellt. Demnach muß selbstverständlich bei der Auswahl des Materials auch seine mechanische Beanspruchung berücksichtigt werden. Die Einwirkungen des Organismus hängen sehr von der Lokalisation des Drainagerohres ab. Das ideale Material muß also für die Dickdarmchirurgie genauso gute Voraussetzungen mitbringen wie für die Thoraxhöhle, den Retroperitonealraum bzw. für die Wunddrainage nach urologischen Operationen mit Eröffnung der harnableitenden Wege.

Tabelle 1.3. Einwirkung des Organismus auf den Drainageschlauch

1. Biochemischer Abbau durch Enzyme
2. Ablagerungen aus Biosekreten
3. Beschichtung (Blut, Urin, Bakterien)
4. Mechanische Beanspruchung

Ist das implantierte Material *biolabil*, so wird es selbst durch die Einwirkung der genannten Faktoren verändert. Daraus können Komplikationen resultieren, die besonders in einer reduzierten Sekretförderung bestehen. Die rasterelektronenmikroskopisch (REM) nachweisbaren Oberflächenveränderungen bieten eine Haftgrundlage für Bakterien, Zelldetritus, Fibrin und Erythrozyten. Wird nicht nur die Oberfläche, sondern auch das chemische Gerüst des Kunststoffes verändert, so kommt es zum Zerfall des Polymers bis zu seiner völligen Degradation.

Neben der Biostabilität ist die **Biokom-**

patibilität ein entscheidendes Qualitätskriterium bei der Auswahl des Materials. Hierunter verstehen wir den Austritt von Molekülen oder Stoffen (Funktions-, Verstärkungs- bzw. Füllstoffe), die aus dem Material herausgelöst werden und auf den Organismus einwirken können. Die durch den biochemischen Aufbau mancher Polymere herausgelösten Oberflächenstoffe schädigen in der Regel den Organismus nicht oder erst sehr spät. Eine Ausnahme hiervon macht das PVC, dessen physikalische Eigenschaften durch den Zusatz von Weichmachern stark verändert werden müssen, damit es im Bereich der Medizin anwendbar wird. Die Verwendung weichmacherhaltiger Polymere ist bei Implantaten problematisch, wenn auch die meisten von ihnen physiologisch indifferent sind. Zeichen der fehlenden Biokompatibilität sind materialbedingte Rötungen der Haut und Granulationen an der Drainageaustrittsstelle sowie der durch die Drainage induzierte Sekretfluß.

1.3 Die verschiedenen Natur- und Kunststoffmaterialien

1.3.1 Abgewandelte Naturstoffe

Nach Domininghaus [1976] versteht man unter Kunststoffen Materialien aus hochpolymeren makromolekularen organischen Verbindungen, die aus Naturstoffen umgewandelt oder synthetisch hergestellt werden. Entsprechend dieser Definition gehören auch Kautschuk, Latex und Weichgummi zu den „Kunststoffen". Die Terminologie der Begriffe „Latex" und „Kautschuk" ist ungenau.

Unter „*Latex*" versteht man einerseits den Saft, den man beim Anritzen des in den Plantagen Malaysias beheimateten tropischen Baumes Hevea brasiliensis gewinnen kann. Andererseits wird oft das Endprodukt der Weiterverarbeitung als „Latex" bezeichnet.

„*Kautschuk*" ist chemisch eine in Latexmilch emulgierte Lösung von Polyisoprentröpfchen. Als „Kautschuk" wird auch eine

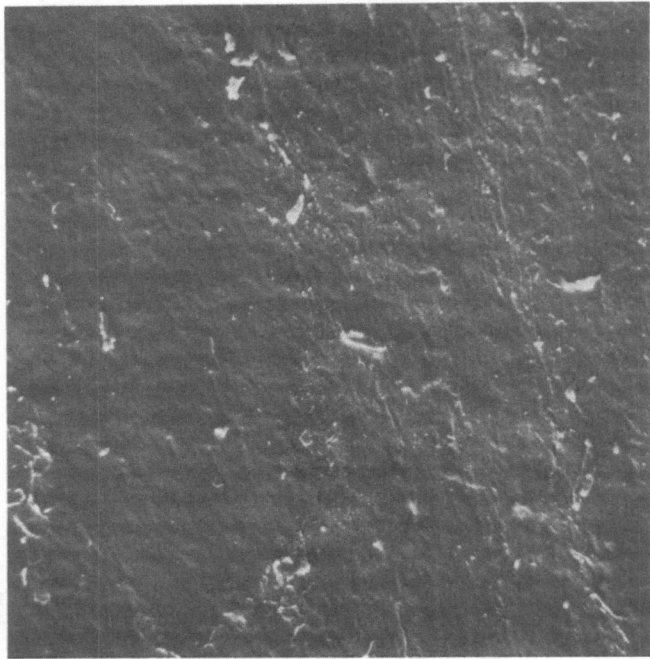

Abb. 1.4. REM-Bild von Weichgummi, Vergrößerung ca. 100×, strukturierte Oberfläche

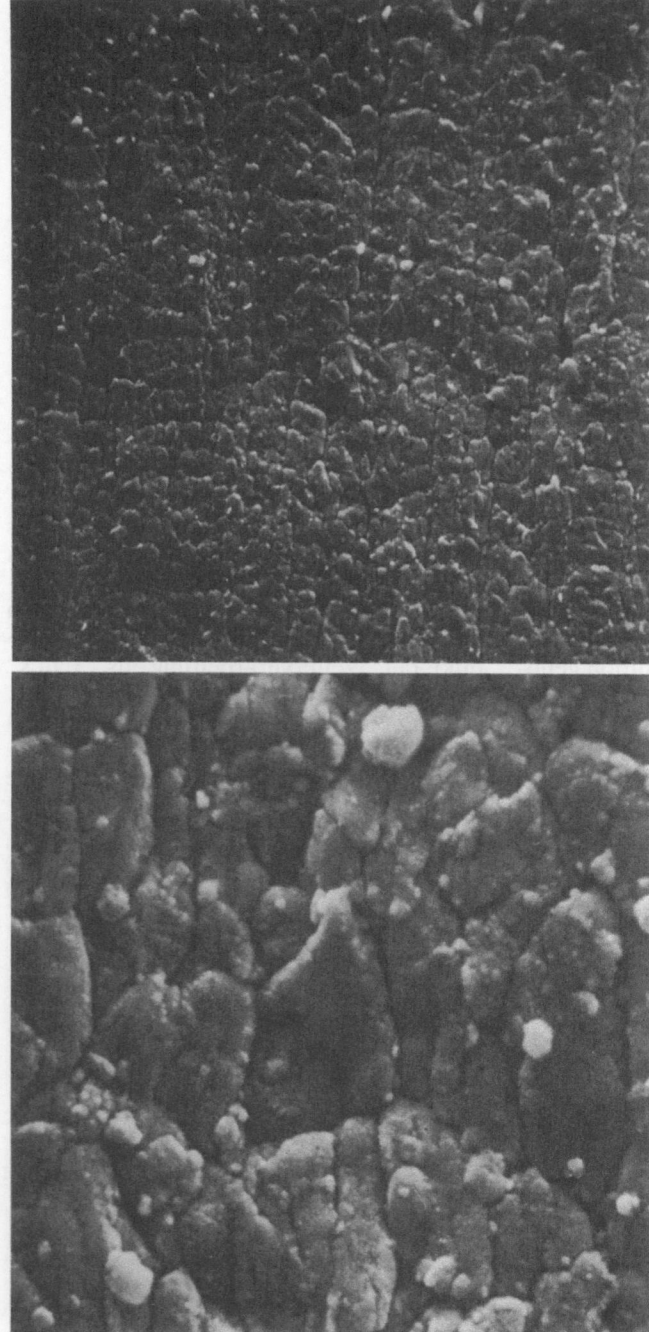

Abb. 1.5a und b. REM-Bild von Latex, Vergrößerung ca. 1000× (**a**) und 5000× (**b**), ungünstige, streuselartige Oberfläche

Reihe von Kunststoffen bezeichnet, deren Kettenmoleküle nicht mehr aus Polyisopren bestehen, jedoch auch durch Brückensubstanzen miteinander verknüpft sind. Der Kautschuk wird zur Formgebung gegossen, getaucht oder extrudiert. Nach dieser Formgebung werden die Kautschukerzeugnisse vulkanisiert. Diese Vulkanisation gibt dem Material seine charakteristischen Eigenschaften, wobei die Formfestigkeit hervorzuheben ist. Um diese Naturerzeugnisse lagerfähig zu machen und ihnen eine gewisse Gebrauchsdauer zu verleihen, müssen Stabilisatoren und Antioxidantien zugesetzt werden. Endprodukte sind − je nach Schwefelzusatz − *Latex* oder *Weichgummi*. Beide Materialien sind als Drainagerohre nicht zu gebrauchen, da ihre Biostabilität gering ist. Die Oberflächeneigenschaften sind ungünstig, was sich durch rasterelektronenmikroskopische Untersuchungen dokumentieren läßt (Abb. 1.4, 1.5 a und b). Die Oberflächeneigenschaften von Weichgummi und Naturlatex sind unvereinbar mit der Herstellung von Drainageschläuchen.

1.3.2 Synthetische Kunststoffe

Diese Materialien sind unter bestimmten Verarbeitungsbedingungen (Wärme, Druck) plastisch verformbar und werden je nach Entstehungsprozeß in Polymerisate, Polykondensate und Polyaddukte (vgl. Abb. 1.3) unterteilt.

Polyvinylchlorid (PVC): PVC ist als thermoplastischer Kunststoff das Endprodukt des Polymerisationsvorganges von Vinylchlorid (Abb. 1.6). Reines PVC ist glasklar, geruchsfrei, nicht brennbar, spröde und sehr hart. Durch bestimmte Polymerisationsverfahren und durch die Zugabe von Funktionsstoffen (Stabilisatoren, Weichmacher, Gleitmittel) können die Eigenschaften jedoch stark verändert werden. Die Zusatzstoffe sind auch deshalb erforderlich, weil PVC zu den instabilen Hochpolymeren gehört. Für die Funktionsfähigkeit ist besonders die Zugabe der Weichmacher wichtig. Es handelt sich um chemische Verbindungen, die dem PVC Elastizität und Geschmeidigkeit geben. Diese Eigenschaften sind für den Verarbeitungsprozeß und für den Verwendungszweck wichtig. Zu den am häufigsten gebrauchten **Weichmachern** gehören die *Phthalsäure-* (Diäthylhexylphthalat) und *Adipinsäureester* [Saechtling 1979]. Bei längerem Kontakt mit Wundsekret können diese Weichmacher aus ihrer physikalischen Bindung herausgelöst werden, so daß die hochpolymere Substanz ihre frühere Sprödigkeit wiedererlangt.

PVC wird je nach Weichmacheranteil extrudiert oder getaucht. Die Oberflächeneigenschaften hängen sehr vom Verarbeitungsprozeß ab (Abb. 1.7).

PVC ist für die Anwendung als Drainagerohr im Schwerkraftdrainagesystem ungeeignet. Seine physikalischen Eigenschaften haben es jedoch bisher für die Anwendung

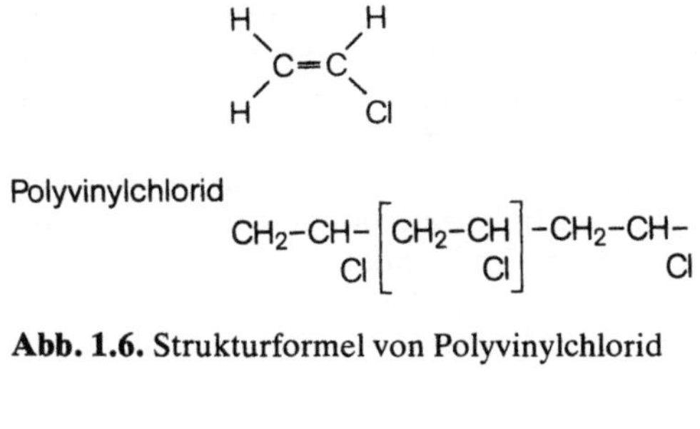

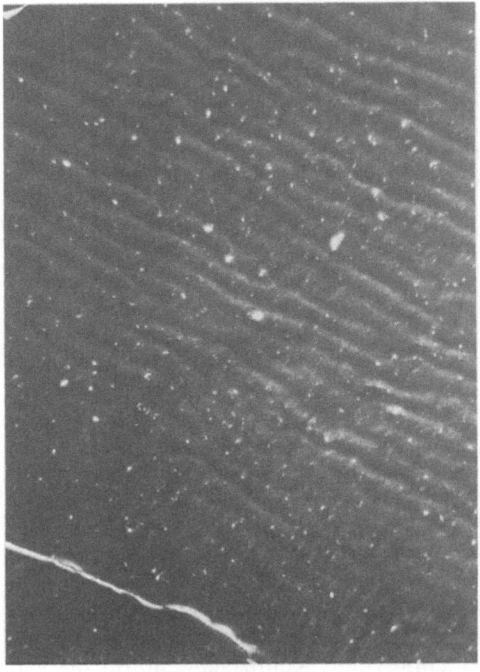

Abb. 1.7. REM-Bild von PVC, Vergrößerung ca. 520×, Oberfläche mit Rillen

Vinylchlorid $CH_2=CHCl$

$$\overset{\displaystyle H}{\underset{\displaystyle H}{}}C=C\overset{\displaystyle H}{\underset{\displaystyle Cl}{}}$$

Polyvinylchlorid

$$CH_2-\underset{Cl}{CH}-\left[\underset{Cl}{CH_2-CH}\right]-CH_2-\underset{Cl}{CH}-$$

Abb. 1.6. Strukturformel von Polyvinylchlorid

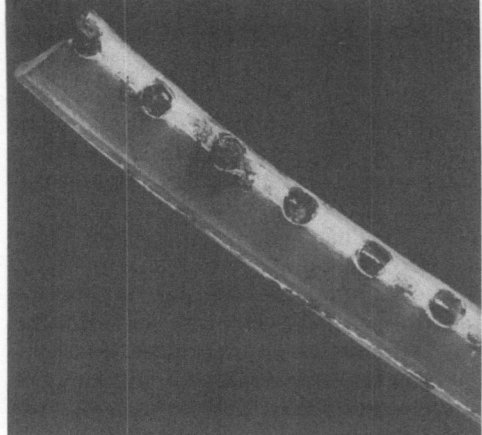

Abb. 1.8. PVC-Drainage (Verweildauer 4 Tage), Perforationen verlegt

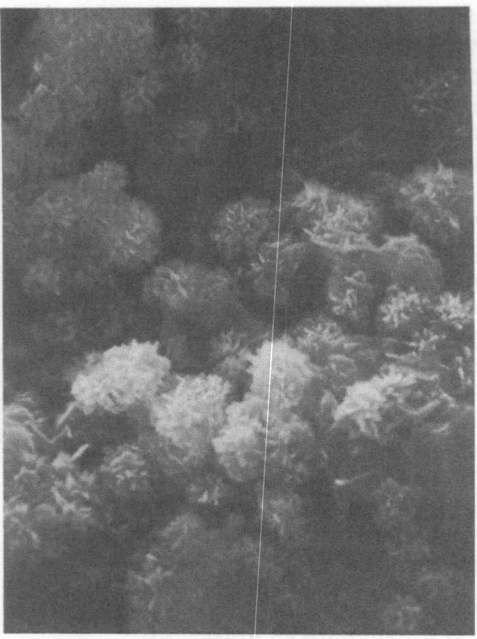

Abb. 1.9. REM-Bild von PVC (Urinumspülung in vitro über 3 Wochen), Vergrößerung ca. 2000×, schnelles und langsames Wachstum von Struvitkristallen

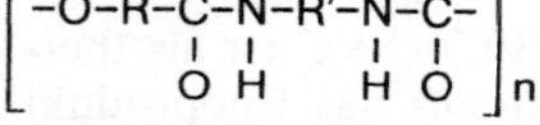

$$\left[\begin{array}{c} -O-R-C-N-R'-N-C- \\ O\ H H\ O \end{array}\right]_n$$

Abb. 1.10. Strukturformel der Urethangruppe

von Vakuumdrainagen mit hohem Differenzdruck unentbehrlich gemacht. Die bereits nach drei Tagen einsetzende Erythrozytenaggregation und Fibrinabscheidung bedingt einen frühzeitigen Verschluß der Perforationslöcher (Abb. 1.8), der zuerst im distalen Teil des Drainagerohres eintritt. Die von uns beobachtete Ablagerung von Bakterien und die Kristallaggregation an der Oberfläche (Abb. 1.9) rechtfertigen die Anwendung nur noch aus Kostengründen. Auf die dekubitusfördernden Eigenschaften der starren PVC-Schläuche muß hingewiesen werden.

Die Eigenschaften von PVC lassen sich wie folgt zusammenfassen:
- glatte Oberfläche,
- Lumenstabilität,
- geringe Elastizität,
- kälte- und wärmebeständig,
- wasserdampf- und gasundurchlässig,
- fettunbeständig.

Polyurethane (PUR): Es handelt sich hierbei um verschiedenartige Kunststoffe, die durch Polyaddition entstehen und erst in letzter Zeit für die Medizin interessant geworden sind. Unter Polyaddition versteht man die Verknüpfung niedermolekularer Monomere zu einem makromolekularen Hochpolymer. Kennzeichnend für die verschiedenen PUR-Kunststoffe ist die Urethangruppe (Abb. 1.10).

Aufgrund ihrer chemischen Vielfalt (Reaktion von Diisozyanaten mit Polyhydroxyverbindungen) gibt es für alle möglichen Formgebungsverfahren Ausgangsmaterialien. Demzufolge können Polyurethane im Gieß-, Spritzgieß- und Tauchverfahren sowie mit Hilfe der Extrusionstechnik weiterverarbeitet werden. Es handelt sich um ein thermoplastisches Material, das physikalisch ähnliche Eigenschaften wie Kautschukprodukte haben kann, jedoch hinsichtlich Biostabilität und Oberflächeneigenschaften günstiger beurteilt werden muß. Die Medizintechnik wendet bereits zahlreiche PUR-Produkte an. Drainagerohre aus Polyurethan sind unseres Wissens noch nicht im Handel, jedoch werden bereits Harnleiterschienen und Venenkatheter daraus hergestellt.

Wegen der günstigen Oberflächeneigenschaften, die vom Bearbeitungsverfahren abhängig sind (Abb. 1.11, 1.12), sollte die Industrie aufgefordert werden, Drainagerohre aus Polyurethan herzustellen. Nach unseren Erfahrungen läßt sich dieser Kunststoff durchaus mit den Qualitäten von Silikonkautschuk vergleichen, ist jedoch weitaus kostengünstiger.

Silikone: Silikone, auch als Organosiloxane bezeichnet, bilden eine Gruppe hochpolymerer Verbindungen, die der Gruppe der Polykondensate zuzuordnen sind. Im hochpolymeren Molekül bilden Silicium- und Sauerstoffatome eine Kette (Abb. 1.13). Die restlichen freien Valenzen sind durch Kohlenwasserstoffe gesättigt (Methyl-, Äthyl-, Propyl-, Phenylgruppen usw.). Die Silikone nehmen eine Zwischenstellung zwischen den typischen anorganischen Silikaten und den typischen organischen Kohlenwasserstoffen ein. Die genaue chemische Bezeichnung lautet *Dimethylpolysiloxan.* Silikonkautschuk hat eine mittlere Kettenlänge und einen mittleren Vernetzungsgrad; er ist weich, eben noch fließfähig und nur schwach elastisch. Hinsichtlich seiner Konsistenz steht er zwischen Silikonharz und Silikonöl. Eine Verfestigung des Silikonkautschuks läßt sich durch diverse Füllstoffe (u.a. Kieselsäure) erzielen.

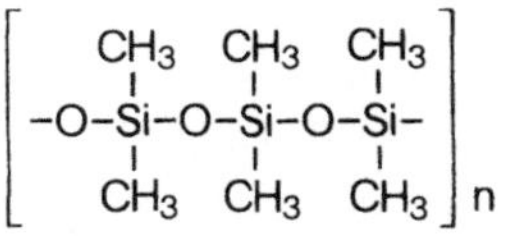

Abb. 1.11. REM-Bild von Polyurethan nativ, Vergrößerung ca. 1000×

$$\left[\begin{array}{ccc} CH_3 & CH_3 & CH_3 \\ | & | & | \\ -O-Si-O-Si-O-Si- \\ | & | & | \\ CH_3 & CH_3 & CH_3 \end{array} \right]_n$$

Abb. 1.13. Strukturformel von Dimethylpolysiloxan

Es handelt sich um einen Kunststoff von hoher Biokompatibilität und Biostabilität. Rasterelektronenmikroskopische Untersuchungen zeigen hervorragende Oberflächeneigenschaften dieses Materials (Abb. 1.14, 1.15, 1.16). Silikone sind wärmebeständig, hydrophob, nicht leitend und nicht gesundheitsschädlich. Von verschiedenen Firmen werden heute Drainagerohre aus Silikonkautschuk angeboten (International Medical, Boehringer Ingelheim).

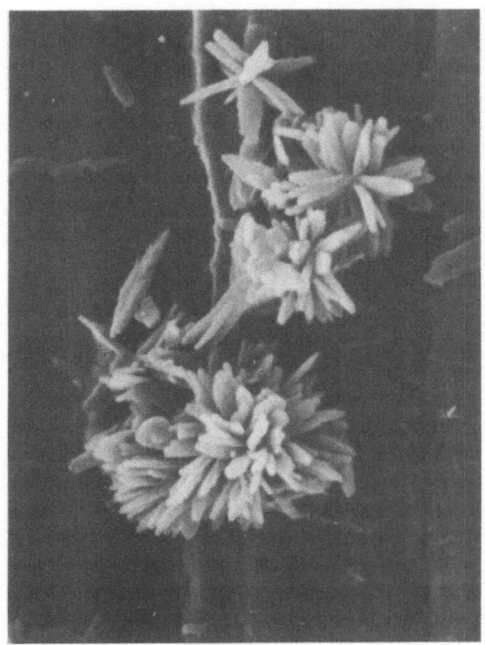

Abb. 1.12. REM-Bild von Polyurethan (Urinumspülung in vitro über 1 Woche), Vergrößerung ca. 5000×, schnell gewachsener Struvitkristall (nur vereinzelt)

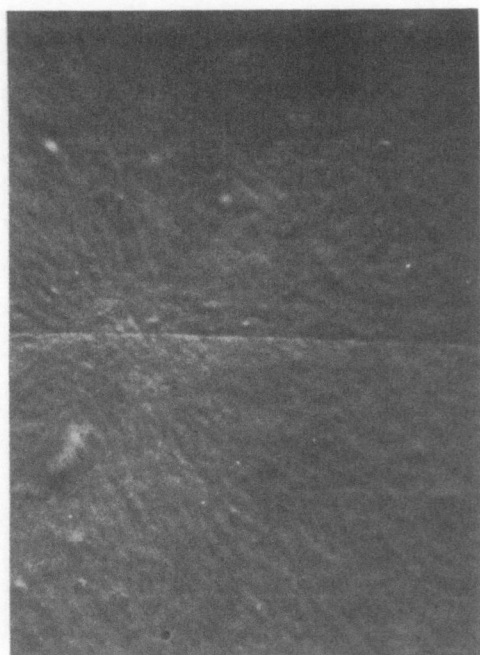

Abb. 1.14. REM-Bild Silikon nativ, Vergrößerung ca. 500×

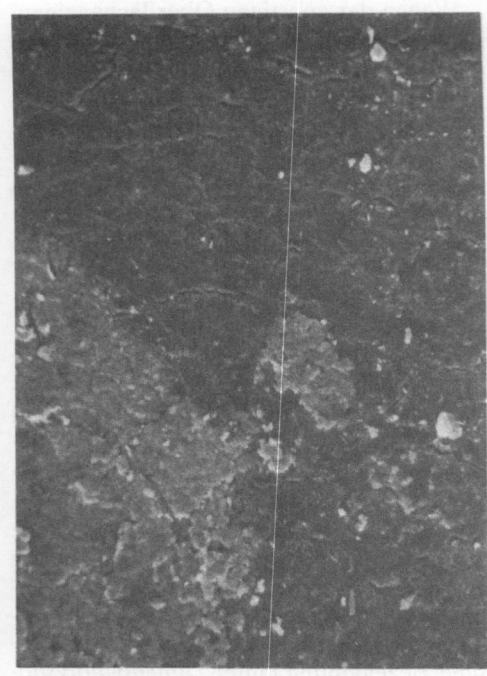

Abb. 1.16. REM-Bild Silikon (Verweildauer
8 Tage in vivo), Vergrößerung ca. 100×

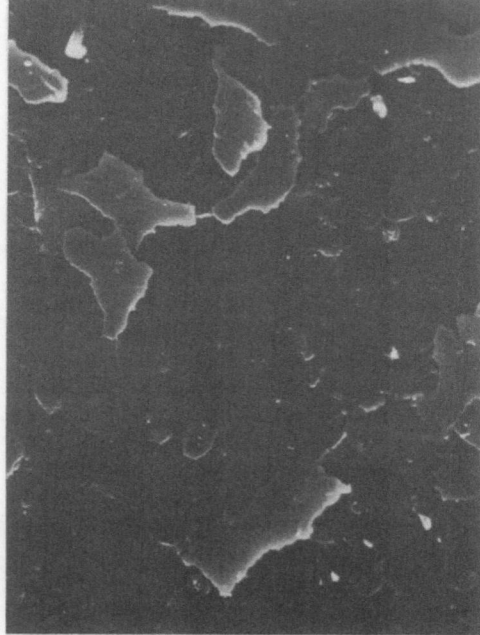

Abb. 1.15. REM-Bild Silikon (Urinumspülung in
vitro über 1 Woche), Vergrößerung ca. 1000×,
homogene, glatte, mit einigen scholligen Aufla-
gerungen versehene Oberfläche

1.4 Die Prinzipien der Sekretableitung

In der operativen Medizin wird nicht selten das Wundsekret über eine Röhre aus Gummi oder Latex in den Wundverband geleitet (Abb. 1.17). Deren ungünstige Materialeigenschaften sowie sekundäre Verunreinigung des Verbandes beeinträchtigen dabei die Wundheilung. Diese Form der **offenen Ableitung** birgt also für den Patienten das Risiko einer Infektion; zusätzlich wird die Keimökologie des Krankenzimmers durch Wundbakterien beeinflußt.

Deshalb sind viele Abteilungen dazu übergegangen, die Drainage als Langrohr aus dem Verband herauszuführen und an einen sterilen Urinbeutel zu koppeln (Abb. 1.18). Häufige Unterbrechung des Systems beim Wechsel des Reservoirs und die Möglichkeit des Refluxes von angesammeltem Sekret schließen die obengenannten Gefahren nicht aus. Die Art der Ableitung ist demnach als **halboffen** zu definieren.

Während wir früher vorwiegend Saugdrainagen verwendeten, erproben wir seit zwei Jahren bei entsprechender Indikation die Schwerkraftdrainage im **geschlossenen System** (Abb. 1.19). Bei diesem System besteht eine untrennbare Verbindung zwischen Drainschlauch und Auffangbeutel. Außerdem verhindert ein Einwegventil den Reflux von Wundsekret aus dem Reservoir in das Operationsgebiet [Oberhammer 1980; Robinson und Brown 1980].

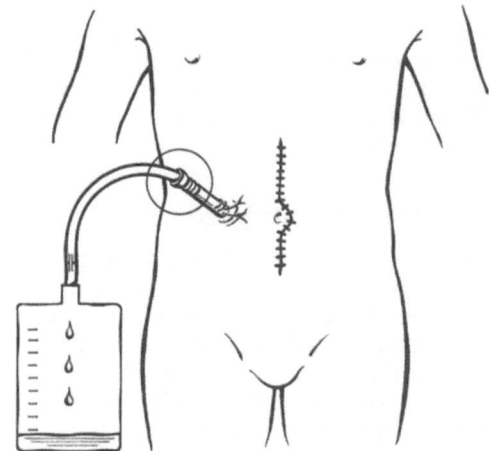

Abb. 1.18. Halb offene Wunddrainage

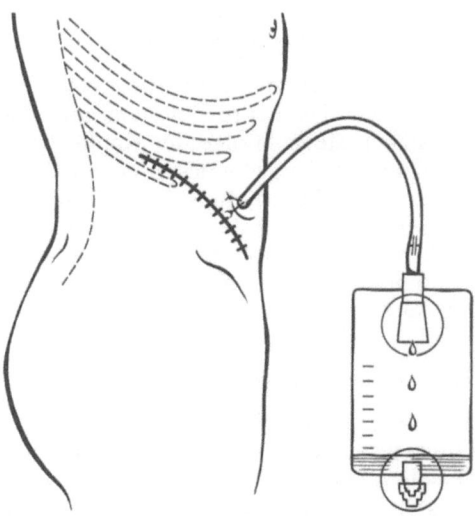

Abb. 1.19. Prinzip der geschlossenen Wunddrainage nach Robinson (Rückschlagventil und Ablaßstutzen — s. Kreise — ermöglichen das geschlossene System)

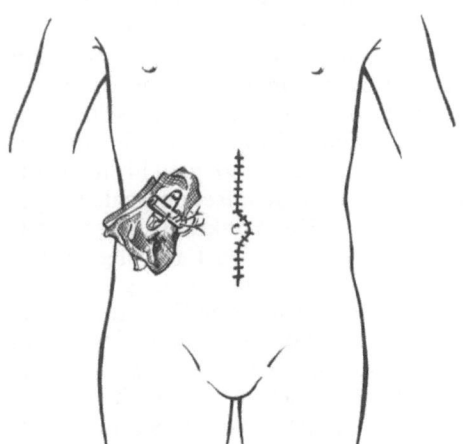

Abb. 1.17. Offene Wunddrainage (Ableitung des Wundsekrets in den Verband)

1.5 Die verschiedenen Drainagearten

Eine chronologische Anordnung der gebräuchlichen Techniken ist nicht möglich, da verschiedene Entwicklungen parallel liefen. Die nachfolgende Reihung wird unter Berücksichtigung funktioneller Aspekte vorgenommen.

1.5.1 Schwerkraftdrainage

Am Boden einer Wundhöhle sammelt sich, dem Prinzip der Schwerkraft folgend, das entstehende Sekret an. Wenn immer möglich, sollte deshalb das Drainagerohr am tiefsten Punkt des Operationsgebietes ausgeleitet bzw. seine Hautdurchtrittsstelle so gewählt werden, daß sein Niveau unter dem des Wundbettes liegt. Dieses Prinzip ist in der Urologie nach Nierenoperationen sowie bei Eingriffen an den Extremitäten und im Thorax anwendbar.

1.5.2 Penrose-Drainage

Als Alternative zur Schwerkraftableitung bietet sich das Penrose-System an. Die Flüssigkeit steigt infolge der Kapillarkraft zwischen den Fasern eines in einem Gummirohr befindlichen Mullstreifens entgegen der Schwerkraft aus der Wunde. Vor allem bei arrosionsgefährdeten Strukturen ist die Anwendung üblich. Nachteilig ist die offene Sekretableitung in den Verband.

1.5.3 Heberdrainage

Mit dieser Konstruktion können wir einen Drain zusätzlich mit einem gemäßigten Sog versehen, indem das Schlauchsystem unter Wasser abgeleitet wird (Abb. 1.20). Die

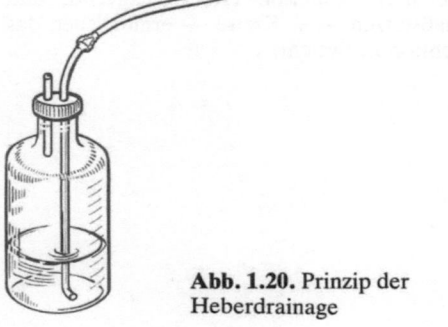

Abb. 1.20. Prinzip der Heberdrainage

Saugkraft wird von der Höhe der Wassersäule im ableitenden Schenkel bestimmt.

1.5.4 Saugdrainage

Sollen Sekretreste einer Wunde auf ein Minimum reduziert werden, so bieten sich die verschiedenen Formen der Vakuumdrainage an (Abb. 1.21). Sie bringen die Wund-

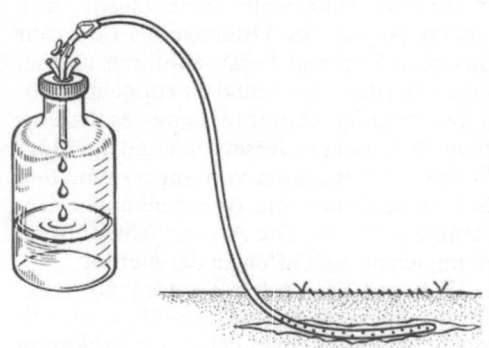

Abb. 1.21. Prinzip der Redon-Saugdrainage

flächen des Operationssitus zur Berührung und fördern deren frühzeitige Verklebung. In früheren Jahren wurden Drainagen an Aspirationsapparate (Gomco-Pumpe) angeschlossen. Seit der Produktion der Redon-Vakuumdrainage hat das Saugprinzip eine immer breitere Anwendung und Vervollkommnung in der operativen Medizin gefunden. Das Wundsekret sammelt sich in einer mit einem luftdichten Verschlußring und einem Gummistopfen versehenen Unterdruckflasche. Letztere geht in einen Ansatz über, der mit dem Redon-Schlauch gekoppelt wird. Die Funktion dieser Drainage hängt nicht von der Lagerung des Patienten ab. Die Erzeugung eines Vakuums in der bereits sterilisierten Flasche birgt jedoch die Gefahr der Kontamination, wenn nicht aufwendige Vorsichtsmaßnahmen getroffen werden (steriles Verbindungsstück zur Wasserstrahlpumpe und sterile Handschuhe). Im Vebovac-System (Fa. Lutz, Köln) trägt der Schlauchansatz ein Einwegventil, aus dem unter Autoklavierung Luft

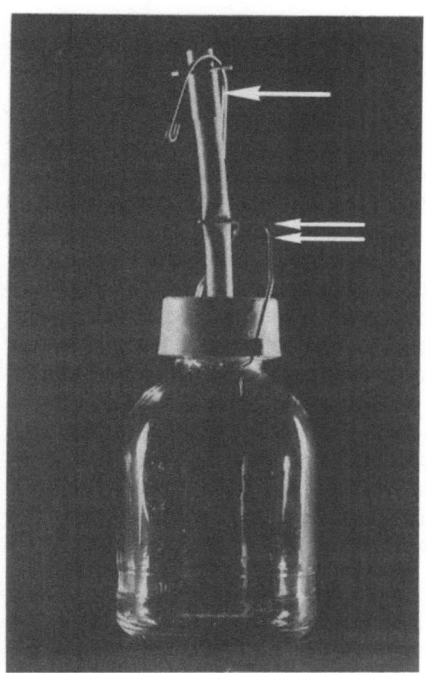

Abb. 1.22. Vebovac-Saugdrainage (abnehmbares Einwegventil; Abklemmbügel)

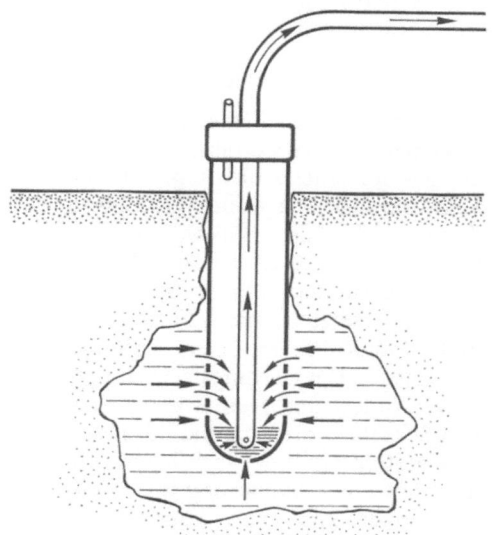

Abb. 1.23. Prinzip der Schlürfdrainage

1.5.6 Mikulicz-Tamponade

Im Falle nicht stillbarer Blutungen bietet sich die sog. Beuteldrainage nach Mikulicz an (Abb. 1.24). Ein knäuelförmiges System von zwiebelschalenartig zusammengelegten Mullplatten sammelt das Sekret und tamponiert zugleich die Wundflächen. Es kann in den meisten Fällen nur unter Narkosebedingungen gewechselt oder entfernt werden. Kontaminations- und Infektionsrisiko sind groß.

entweichen kann (Abb. 1.22). Soll das System mit dem Redon-Schlauch gekoppelt werden, wird der Ansatz mit einem im Stopfen angebrachten Bügel abgeklemmt und eine Konnektierung nach Abnahme des Ventils unter sterilen Bedingungen ermöglicht.

1.5.5 Schlürfdrainage

Bei Ansammlung größerer Mengen von Exkreten (Kot, Urin) in einer Wunde sollte man auf die Schlürfdrainage zurückgreifen (Abb. 1.23). Die mit einem Unterdruck versehene Drainage führt in einen zweiten, dicklumigeren Drain (Drain im Drain). Dessen als Käfig fungierendes Ende befindet sich am tiefsten Punkt der Wunde und verhindert die Ansaugung des umgebenden Gewebes. Unter einer Drainagebehandlung dieser Art können sich Kot- bzw. Urinfisteln spontan verschließen.

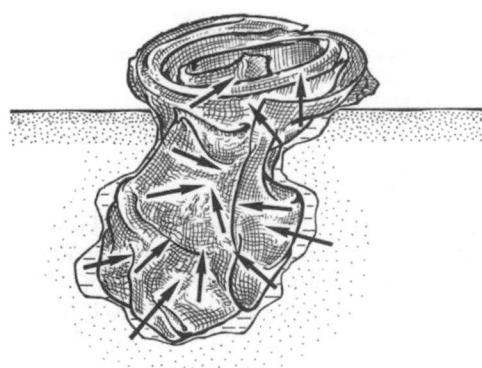

Abb. 1.24. Beuteldrainage nach Mikulicz

1.6 Industriell gefertigte Systeme

1.6.1 Robinson-Drainage

Um den heutigen hygienischen Anforderungen gerecht zu werden, stellte Robinson ein geschlossenes Ableitungssystem für die Schwerkraftdrainage her [Robinson und Brown 1980]. Der Silikonkautschukdrain (Durchmesser 20 Ch.; Länge 100 cm) hat eine abgerundete weiche Spitze mit vier seitlich versetzten, trichterförmigen Augen und ist unlösbar mit dem Auffangbeutel verbunden. Ein wartungsfreies Lippenventil verhindert den Reflux des aufgefangenen Sekrets in die Wundhöhle. Das Reservoir besteht aus einer lecksicheren Beutelfolie mit einer Skalierung bis 350 ml und trägt einen konischen Ablaufstutzen mit Verschlußkappe. Die gaufrierten (gepräg-

ten) Innenflächen verhindern auch unter den Bedingungen einer Langzeitdrainage das Verkleben der Innenseiten des Beutels. Mitgelieferte Aufhängeschlaufen erlauben eine sichere Befestigung am Bettgestell oder an der Kleidung des mobilisierten Patienten. Das gesamte System ist operationsgerecht in einer sterilen Peel-Packung eingeschweißt. Mittels einer immer wieder verwendbaren, rinnenförmigen Stahlkanüle wird das perforierte Ende des Silikonschlauches über eine gesonderte Inzision eingeführt, ohne daß er vom Beutel getrennt werden muß. Somit ist die primäre Sterilität des ableitenden Systems gesichert (Abb. 1.19, 1.25).

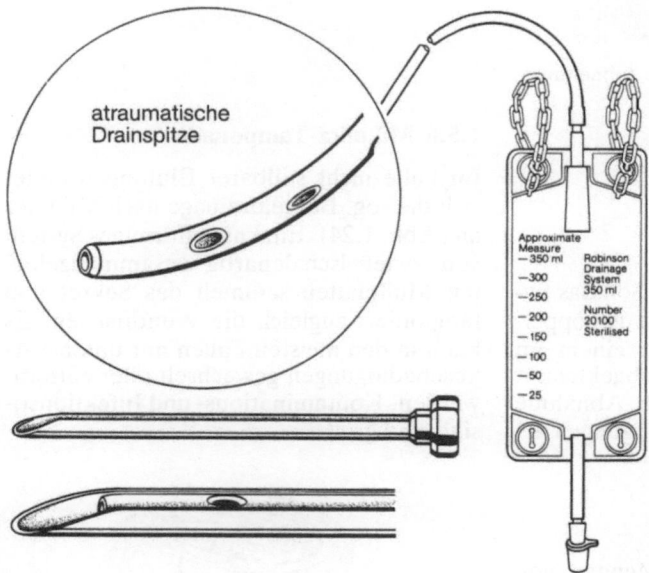

Abb. 1.25. Geschlossenes Wunddrainagesystem nach Robinson (Boehringer Ingelheim)

1.6.2 Redon-Drainage

Trotz weiter Verbreitung des herkömmlichen Redon-Drainagesystems – bestehend aus mehrfach verwendbarer 500 cm³-Glasflasche, Gummistopfen und Verschlußring – hat sich herausgestellt, daß seine Säuberung vor der Sterilisation einen erheblichen Arbeitsaufwand erfordert und gewisse

Kontaminationsgefahren birgt. Diese Nachteile lassen sich durch Anwendung von *Einmal-Redonsystemen* (Fa. Sterimed, Saarbrücken) umgehen: Eine 400 cm³ fassende Flasche aus Kunststoff zum Einmalgebrauch ist mit einem Verbindungsstück für den Drain und mit einem Indikator zur Vakuumkontrolle versehen.

Bei der Redon-Drainage muß zur Erneuerung des Vakuums das System geöffnet werden. Dadurch kann die Wunde sekundär verunreinigt werden. Außerdem besteht Kontaminationsgefahr für die Umgebung. Zur Vermeidung dieser Schwachstelle wurde das **Drevac-System** (Fa. Medimex, Hamburg) entwickelt, in dem der Unterdruck ohne Systemunterbrechung erneuert werden kann (Abb. 1.26). Ein komprimierbarer Saugball, versehen mit einem von der Wunde her zuführenden und einem zum Auffangbeutel hin abführenden Schlauch, dient als Kurzzeitreservoir und zugleich im gestauchten Zustand als Vakuumquelle.

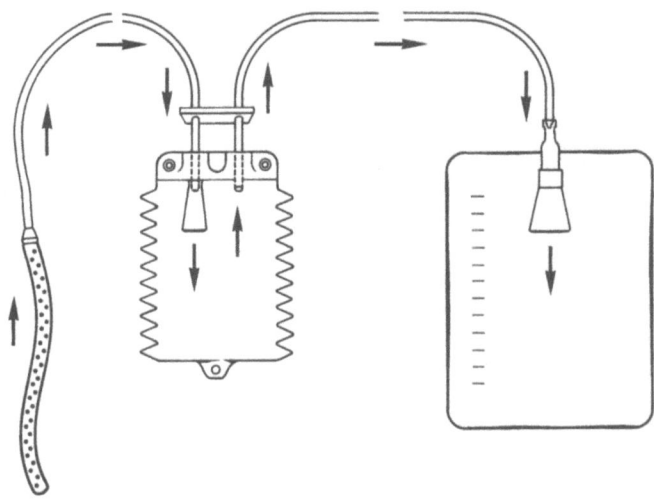

Abb. 1.26. Drevac-Saugdrainagesystem

1.6.3 Jackson-Pratt-Drainage

Die Jackson-Pratt-Drainage (Heyer-Schulte, Düsseldorf) besteht aus einem qualitativ hochwertigen Silikonkautschukdrain mit mehrfach perforiertem Ende, das fest über ein Lippenventil mit einer 100 cm³ fassenden Unterdruckflasche verbunden ist (Abb. 1.27). Durch Handdruck ist dieses Reservoir komprimierbar. Luft kann über eine zweite, dicht verschließbare Öffnung entweichen, so daß ein Vakuum wiederhergestellt ist. Die gute Qualität der Drainagespitze gestattet eine Anwendung in Wundhöhlen mit arrosionsgefährdeten Strukturen.

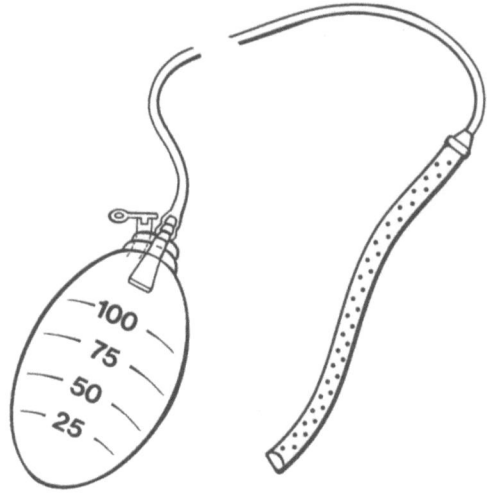

Abb. 1.27. Jackson-Pratt-Saugdrainage

2 Drainagen in der Neurochirurgie

R. Wüllenweber, D. Moskopp

Drainagesysteme dienen in der Neurochirurgie wie in jeder anderen chirurgischen Disziplin – seit Chassaignac (1859) – der Ableitung von Blut und Sekret, um Wundheilungsstörungen zu vermeiden oder bei infektiösen Prozessen die Ausheilung zu beschleunigen [Lister 1881].

Ein spezifisch neurochirurgisches Problem stellt die Liquorableitung dar, mit dem Ziel der Reduzierung des gesteigerten intrakraniellen Druckes oder der Korrektur einer gestörten Liquorzirkulation bzw. eines gestörten Produktions-/Resorptionsverhältnisses des Liquors. (Auf die neurochirurgische Behandlung der Syringo- und Hydromyelie [Oakes 1985] wird nicht eingegangen.)

Es soll schon eingangs betont werden, daß die Meinungen über Art und Dauer der Drainagen in der Neurochirurgie auseinandergehen und weitgehend von der individuellen klinischen Erfahrung des einzelnen Operateurs abhängen. So können auch diese Ausführungen neben der Angabe von Differentialindikationen und der Verdeutlichung von Ableitungsprinzipien nur eigene Erfahrungen widerspiegeln. Andere Neurochirurgen werden aufgrund ihrer Erfahrungen Modifikationen bevorzugen; das gilt vor allem für die verschiedenen Shuntsysteme, die einer ständigen industriellen Weiterentwicklung unterliegen.

In unserer Darstellung haben wir die neurochirurgischen Drainagemethoden nach den anatomischen Regionen und den zugrundeliegenden Erkrankungen gegliedert.

2.1 Drainagen nach außen

2.1.1 Gebräuchliche Drainagetypen

Folgende Drainagemodelle werden in unserer Klinik verwendet:

a) die **offene Drainage**, die aus einem modifizierten Nélaton-Katheter aus Gummi (12 und 14 Ch.) besteht, der auf die entsprechende Gebrauchslänge gekürzt wird;

b) die **geschlossene Drainage ohne Sog**, eine Kombination aus dem Nélaton-Katheter mit angeschlossenem Dreiwegehahn und sterilem Op-Handschuh mit einem Füllvermögen von etwa 300 ml (Abb. 2.1);

c) das **geschlossene Niedrigsogsystem** mit einer Saugkraft bis -80 mmHg, als Kombination eines Katheters nach anatomischer Gegebenheit, sogstabilem Dreiwegehahn und komprimierbarem Faltenbehälter mit Rückstellkräften („memory effect") und Fassungsvolumina zwischen 50 und 150 ml (Abb. 2.1);

d) das **geschlossene Hochsogsystem** nach Redon (1954) bis -700 mmHg, wie es handelsüblich, gegebenenfalls mit vorreduzierbarem Sog, mit Fassungsvolumina zwischen 400 und 800 ml angeboten wird.

Offene Drainagen werden aus hygienischen Gründen nach 6–8 h, geschlossene nach 24–48 h entfernt.

Ein Vorteil der geschlossenen Drainagen aus Abb. 2.1 liegt im günstigen Preis, weil sie aus vorhandenem Klinikmaterial zusammengesetzt werden können. Einen gewissen Nachteil stellen jedoch die fehlen-

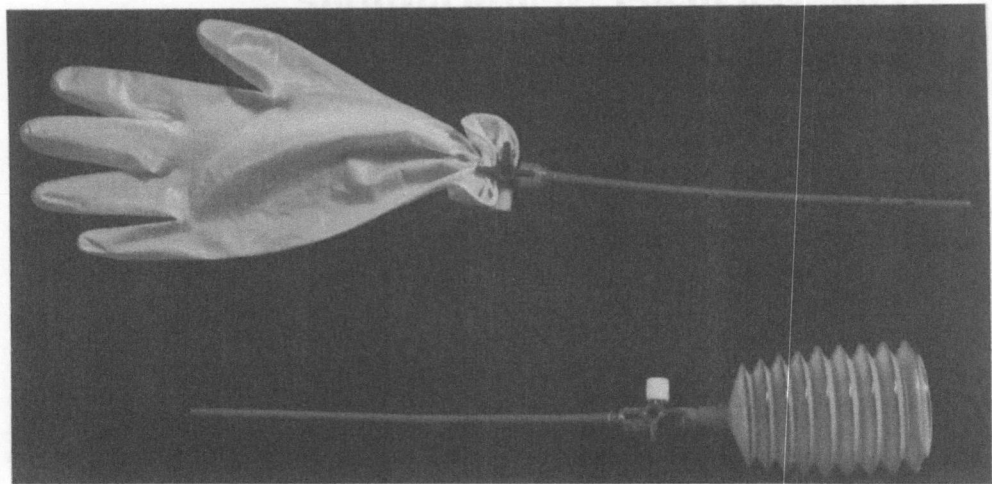

Abb. 2.1. Geschlossene äußere Drainagen ohne Sog und mit niedrigem Sog

den Rückschlagventile dar. Bei dem Modell „b" kann es etwa bei einem motorisch unruhigen Patienten in der Aufwachphase nach einer Hirnoperation vorkommen, daß der Kopf des Patienten auf das bereits gefüllte Handschuhreservoir zu liegen kommt und die drainierte Flüssigkeit zurückgepreßt wird. Daraus ergeben sich die Risiken: Begünstigung von Keimverschleppungen und Gefahr des Hirndruckanstieges.

2.1.2 Periphere Nerven

Nach Operationen an peripheren Nerven wird man drainieren, wenn durch ausgedehnte Narbenbildungen Hohlräume entstanden sind, die durch Muskelplastiken nicht völlig geschlossen werden können. Nach der Spaltung des Ligamentum carpi transversum wegen eines „Karpaltunnelsyndroms" (Marie und Foix 1913) oder der Verlagerung des N. ulnaris („Sulcus ulnaris-Syndrom") erübrigt sich eine Drainage bei sorgfältiger Blutstillung. Hochsogsysteme können bei stark schwellungsgefährdeter Umgebung (seitliche Halsregion) indiziert sein. Solche Drains sollten aber nicht in unmittelbarer Nervennähe liegen.

2.1.3 Ventrolateraler Halsbereich

Die vordere und seitliche Halsregion wird aus neurochirurgischer Indikation vor al-

lem aus vier Gründen eröffnet:
a) ventrale Nukleotomie und Halswirbelkörperfusion;
b) Eingriffe an der extrakraniellen A. carotis;
c) Präparation des sog. „kleinen Venenwinkels" (Zusammenfluß von V. facialis und V. jugularis interna) zur Herzkatheterplazierung während der ventrikuloatrialen Liquordrainage;
d) Anastomosierungen zwischen N. facialis und N. hypoglossus.
Bei der ventralen Freilegung der Halswirbelsäule bevorzugen wir Niedrigsogsysteme oder offene Drainagen für einige Stunden. In der Karotischirurgie kommen Hoch- und Niedrigsogsysteme zur Anwendung, die etwa 24 h belassen werden.

2.1.4 Wirbelsäule von dorsal

In der überwiegenden Anzahl der Wirbelsäuleneingriffe von dorsal (Bandscheibenvorfälle, Tumoren, Mißbildungen) muß nicht routinemäßig drainiert werden, weil auch nach Laminektomien durch Adaptierung der Muskulatur Hohlräume vermieden werden können. Nach sehr ausgeprägten Freilegungen oder Operationen in Narbengewebe werden Redon-Drainagen für etwa 24 h eingelegt.

Für gewisse intrakranielle Operationen empfiehlt sich die Reduktion des Liquorvolumens durch **Lumbaldrainage**, die nach Einleitung der Narkose gelegt und am Ende der Operation vollständig (!) entfernt wird.

2.1.5 Gehirn, Schädel und deren Hüllen, einschließlich der chronisch subduralen Hämatome

Pernasale oder **transsphenoidale Eingriffe** zur Entfernung von Hypophysentumoren werden mit lockerer Tamponade und kurzen intranasalen Röhrchen drainiert, wie es bei den Eingriffen an den Nasennebenhöhlen in der Hals-Nasen-Ohrenheilkunde üblich ist.

Eine **subgaleale** Drainage ist nach der Versorgung großer Skalpierungsverletzungen ebenso erforderlich wie nach ausgedehnten Kraniotomien. Dabei kann es gelegentlich notwendig sein, Drainagen mit relativ hohem Sog zu verwenden.

Eingriffe in der hinteren Schädelgrube und dorsale Eingriffe an der Halswirbelsäule werden heute vorwiegend bei sitzender Lagerung des Patienten durchgeführt. Es kann nach Umlagerung des Patienten in die liegende Position zu Nachblutungen kommen, so daß sich eine Sekretableitung aus der **nuchalen Muskelloge** durch Redon-Drainagen empfiehlt.

Der **Epiduralraum** wird nach Kraniotomien meist mit soglos geschlossenem System drainiert. Bei Anwendung einer Drainage mit hohem Sog kommt es auch nach sorgfältigem Duraverschluß häufig zum Ansaugen von Liquor mit entsprechenden subjektiven Beschwerden. Falls ein ausgesägtes Kalottenstück nicht wieder eingesetzt wird, drainiert das epidurale System auch den Subgalealraum.

Die routinemäßige Drainage der Wundhöhle nach Entfernung eines Hirntumors

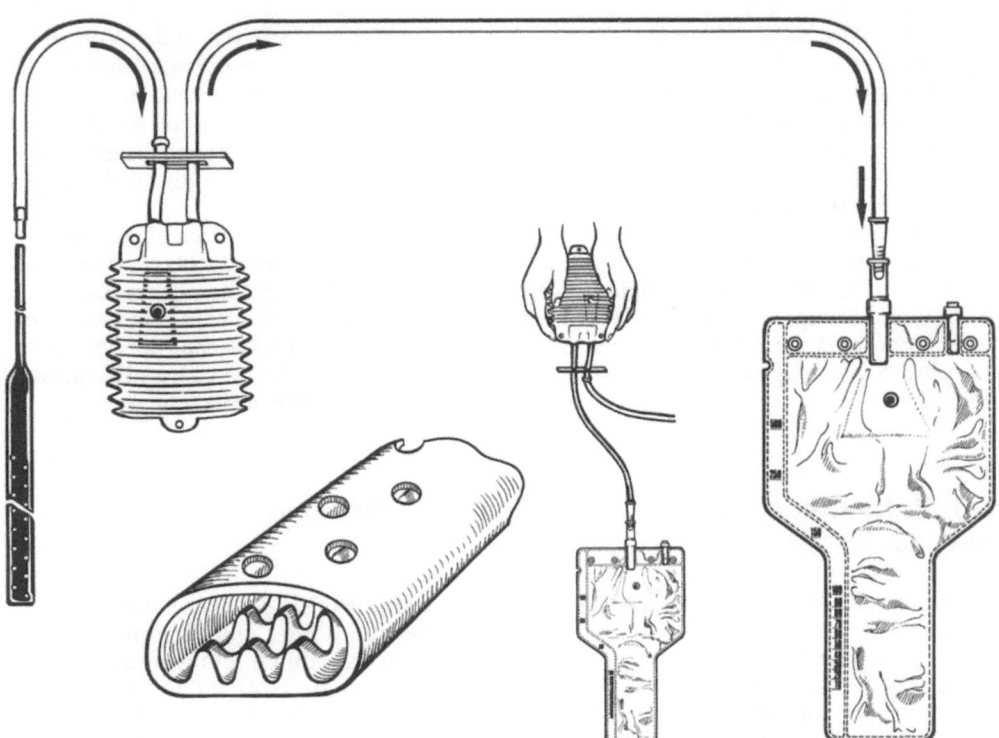

Abb. 2.2. Geschlossene Saugdrainage, Modifikation nach Jackson und Pratt. Jackson-Pratt-Saugdrain, flache Form, ¾ perforiert (Innenkonstruktion s. Detail, links unten) plus Drevac-Wunddrainage mit Rückschlagventil (schwarzer Punkt)

oder die **subdurale** Drainage sind nicht unumstritten. Wir bevorzugen ein geschlossenes Drainagesystem (12 Ch.) ohne Sog für 12−24 h (Abb. 2.1).

Chronisch subdurale Ergüsse, die auch gelegentlich subakut oder akut infolge neuer Einblutungen symptomatisch werden können, stellen einen Sonderfall neurochirurgischer Drainagetechnik dar. Nicht selten handelt es sich um rezidivgefährdete, ältere Patienten mit Risikofaktoren. Aus diesem Grund ist man häufig gezwungen, den kleinstmöglichen Eingriff, die Evakuierung der Hämatome oder Ergüsse über

Bohrlochdrainagen anzuwenden [Carlton und Saunders 1983]. Die modifizierte Silikonsaugdrainage nach Jackson und Pratt [1971] hat sich in unserem Krankengut bewährt, weil die besondere Innenkonstruktion der flachen Drainform den Vorteil des Kollapsschutzes unter Sog ohne Gefahr der Hirnrindenadhäsion hat (Abb. 2.2). Wir belassen diese Systeme für etwa 3−6 Tage, in Abhängigkeit vom Befund des zerebralen Computertomogramms (CCT), das auch nach Drainageentfernung in kurzen Abständen wiederholt werden muß, um keine Rezidivblutung zu übersehen.

2.2 Septische Neurochirurgie

Bei der Behandlung des **Hirnabszesses** ist die frühere Drainage mit Gummilaschen oder kleinen Schwämmen verlassen. Aufgrund der Lokalisation des Abszesses und des Allgemeinzustandes des Patienten ist die anzustrebende primäre Exstirpation des gesamten Abszesses oft nicht möglich. Meist muß man sich mit dem kleinstmöglichen Eingriff, der Abszeßpunktion über ein Bohrloch, begnügen. In den Abszeß sollte ein nicht zu weicher und nicht zu dünner Drain (12−14 Ch.) eingelegt werden, um eine Verstopfung durch dickrahmigen Eiter oder Gewebepartikel zu verhüten. Über den Drain, der sorgfältig an der Kopfhaut fixiert werden muß, wird eine Spülung mit Antibiotikalösungen nach Resistogramm über mehrere Tage hinweg durchgeführt, bis eine Sanierung der Abszeßhöhle erreicht ist.

Ein ähnliches Vorgehen empfiehlt sich bei **subduralen Empyemen**. Falls eine Sanierung über Bohrlöcher nicht möglich ist, sollte man sich bald zu einer ausgedehnten Kraniotomie entschließen.

Die **eitrige Ventrikulitis**, die etwa bei Einbruch von Abszessen in das Ventrikelsystem auftreten kann und in solchen Fällen auch heute noch meist deletär verläuft, wird durch eine äußere Ventrikeldrainage versorgt, über die, wie beim Abszeß, regelmäßig Spülungen mit Antibiotikalösungen erfolgen.

Wundfisteln werden nach allgemeinchirurgischen Regeln oberflächlich offengehalten, um tiefe Flüssigkeitsansammlungen zu vermeiden. Dabei genügt meistens das Einlegen einer sterilen Lasche, die Methode, die selbstverständlich auch bei allen **primär infizierten Wunden** notwendig ist.

2.3 Behandlung von Liquorzirkulationsstörungen
[McCullough 1985]

Die Liquorzirkulation kann beeinträchtigt sein durch
● Verschluß der Liquorwege,
● unzureichende Liquorresorption oder
● Liquorüberproduktion.
Der Verschluß der Liquorwege kann angeboren (kindlicher Hydrozephalus) oder erworben sein durch Tumoren oder Entzündungsprozesse (basale Meningitis), mit der

Folge einer Verklebung der basalen Zisternen. Während die Liquorüberproduktion, beispielsweise durch ein Plexuspapillom [Eisenberg et al. 1974], zu den Ausnahmefällen gehört, führt die unzureichende Liquorresorption, etwa nach entzündlichen Prozessen, Traumata oder Blutungen, zum kommunizierenden Hydrocephalus malresorptivus.

2.3.1 Externe Ventrikeldrainage und akuter Hydrozephalus

Die Anlage einer externen Ventrikeldrainage kann bei akuter intrakranieller Drucksteigerung lebensrettend sein; sie wurde über eine Bohrlochtrepanation erstmals 1927 von Adson und Lillie ausgeführt.

Zur **Drainageindikation** führen mit und ohne entsprechende (Fremd-)Anamnese meist zerebrale Computertomographien (CCT) oder deren Kontrollen nach 6–8 h bei suspektem Primärbefund.

Die **Bohrlochtrepanation** wird bei Rechtshändern in typischer Weise zwei Querfinger vor und rechts neben dem Bregma (Kocher'scher Punkt) angelegt. Zur Einführung des Schlauchsystems zielt man auf den fiktiven Schnittpunkt der Lotrechten von ipsilateraler Pupille und Kiefergelenk (Abb. 2.3). Bei fehlendem Liquorabfluß in der vermuteten Punktionstiefe sollte vor erneuten Punktionen behutsam aspiriert werden, weil ein Verschluß des Drainageschlauches durch einen Hirnzylinder möglich ist. Gelingt es nicht, bei zwei-, maximal dreimaliger Punktion das Vorderhorn des rechten Seitenventrikels zu erreichen, so ist wegen des ansteigenden Blutungs- und Ödemrisikos eine CCT-Kontrolle unbedingt erforderlich.

Um keinen Ventrikelkollaps oder eine subdurale Entlastungsblutung zu provozieren, sollte nach einer erfolgreichen Punktion zunächst nur wenig Liquor abgelassen werden.

Bei jeder externen Ventrikeldrainage muß in regelmäßigen Abständen kontrolliert werden, ob die Flüssigkeitssäule im Schlauchsystem pulsiert, und ob der Meniskus bei Durchführung des Valsalva'schen Versuches ansteigt.

An das Material der externen Ventrikeldrainagen und dessen Handhabung werden ganz bestimmte Anforderungen gestellt (Abb. 2.4):

a) Ventrikelkatheter aus Silikonelastomer;
b) Herausführen von „a" ohne Knickengen nach außen;
c) langstreckige (4–6 cm) Galea-Untertunnelung zur Verringerung der Infektionsgefahr;
d) sichere Befestigungsmöglichkeit von „a" an der Galea;

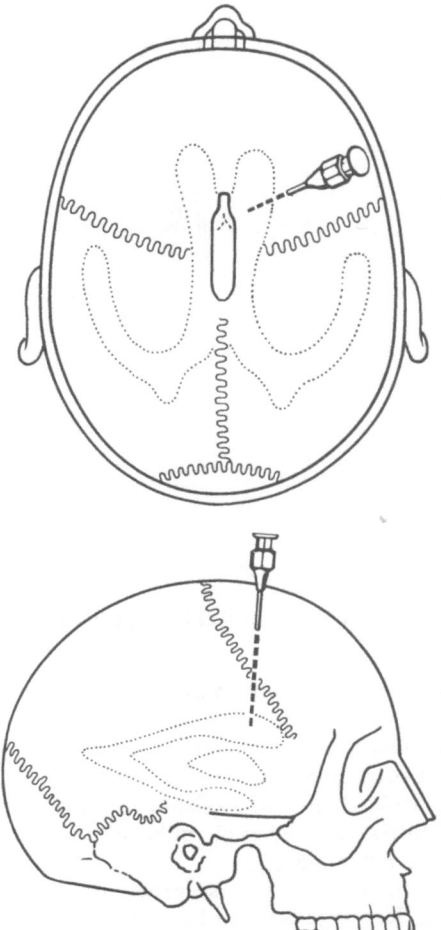

Abb. 2.3. Punktion des Vorderhorns des rechten Seitenventrikels

e) integrierte Mehrwegehähne zu Liquorabnahme, Medikamenteninstillation und Druckmessung;
f) Antirefluxventil;
g) verläßliche Überlaufeinstellung;
h) klarer Auffangbeutel mit Fein- und Grobmaßstab sowie verschließbarer Entnahmestelle (geschlossenes System).

Die Funktionen „e" bis „g" werden auch als integrierte Vorrichtung angeboten. Bei täglich sterilem Verbandwechsel kann eine solche externe Drainage für 10–14 Tage belassen werden. Dabei sind folgende Kontrollen — abhängig vom primären Krankheitsbild — notwendig:

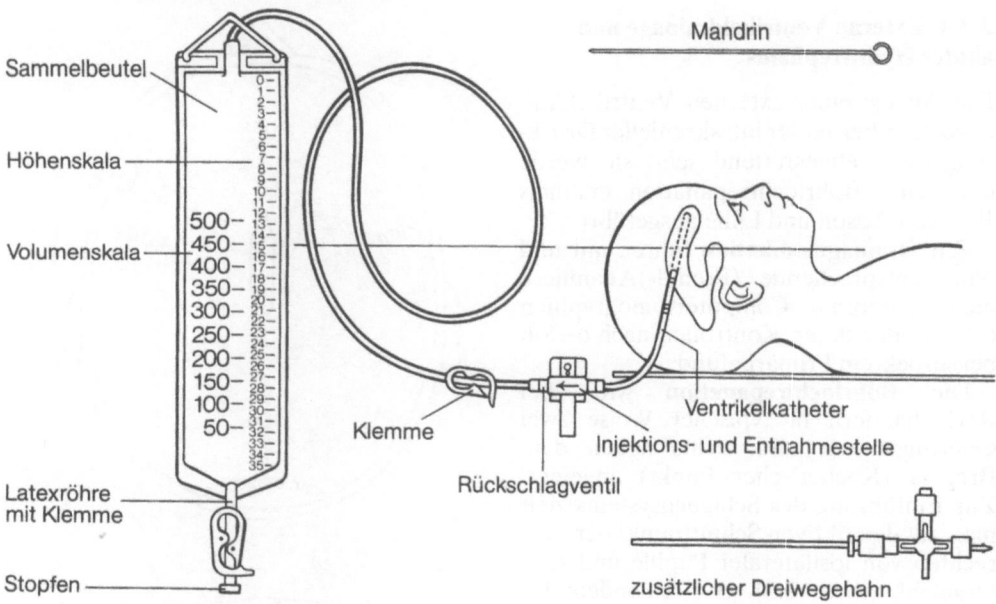

Abb. 2.4. Externe Ventrikeldrainage, nach Hausner-Holter

- Verlauf der Bewußtseinslage des Patienten;
- Volumen des täglichen Liquorabflusses bei vorgegebener Überlaufhöhe;
- Eiweißgehalt und Zellzahl des frischen Ventrikelliquors (ggf. mikrobiologische Untersuchungen);
- Verhalten der Ventrikelgröße im CCT;
- ggf. Registrierung der Liquordruckkurve über die Zeit;
- ggf. Ventrikulogramm mit Kontrastmittel und CCT nach 8 h zur Beurteilung der Liquorabflußmöglichkeit in den IV. Ventrikel und in die basalen Zisternen.

Nach diesen Maßnahmen müßte geklärt werden, ob die Einlage einer Implantatdrainage erforderlich, d.h. ob der Patient „shuntpflichtig" ist.

2.3.2 Implantatdrainagen

Die Einlage von Kunststoff- oder Metalldrainagesystemen in das Ventrikel- und Gefäßsystem oder den Peritonealraum stellt nach wie vor ein Problem dar (Fremdkörperreaktion, Infektionsgefahr). Das Material muß gewebefreundlich sein und der Umgang damit unter äußersten Sterilitätsansprüchen geschehen. Röntgendichte Graduierungen helfen, Fehllagen und rela-

tive Katheterverkürzungen während des Wachstums zu erkennen. Es wird sich zeigen, in welchem Ausmaß man künftig auf die Verwendung metallischer/magnetischer Elemente verzichten muß, um sich nicht die Kontrolldiagnostik durch CCT (Strahlenartefakte) und Magnetresonanztomographie (Dislokationen) zu verstellen.

Die wesentlichen Indikationen für liquorableitende Operationen sind die Krankheitsbilder des kindlichen Hydrozephalus und des Hydrozephalus im Erwachsenenalter.

Kindlicher Hydrozephalus [Hemmer 1984]

Der angeborene Verschlußhydrozephalus erfordert ein operatives Eingreifen in den ersten Lebenstagen oder -wochen, sofern nicht schwerste Mißbildungen vorliegen, wie die Hydranenzephalie.

Historisch sind viele topographische Ableitungsverfahren geübt worden, die fast ausnahmslos verlassen sind. Selbst die Ventrikulozisternostomie nach Torkildsen [1939], die eine Verbindung zwischen den Hinterhörnern der Seitenventrikel und der Cisterna cerebellomedullaris der hinteren Schädelgrube darstellt, spielt heute keine wesentliche Rolle mehr. Derzeit überwie-

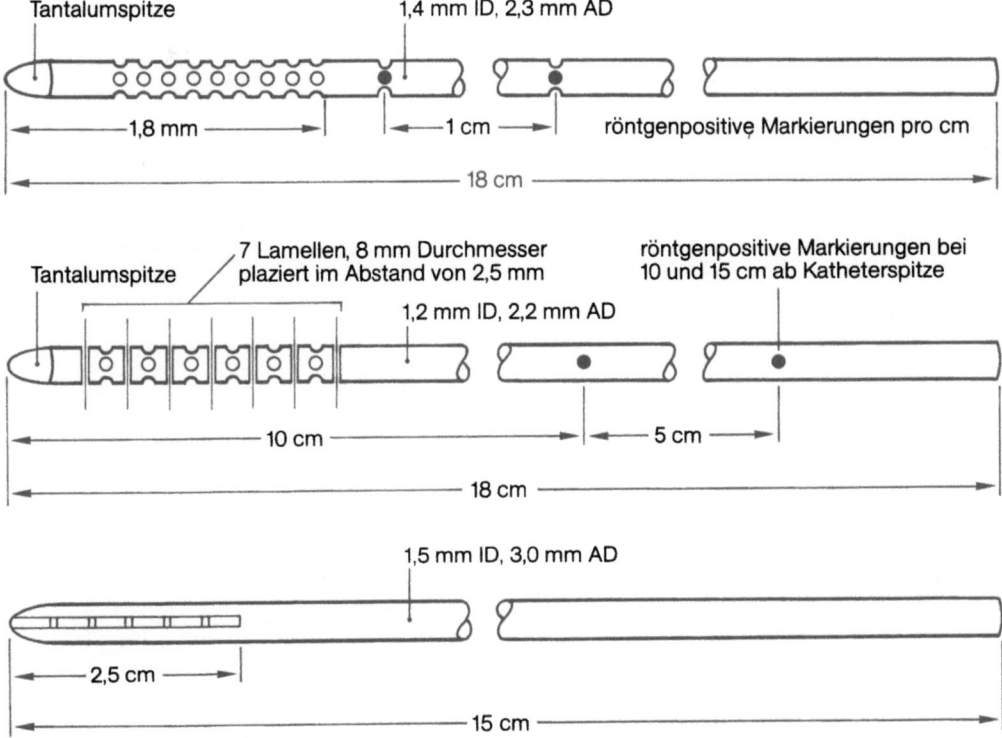

Abb. 2.5. Ventrikelkatheter; oben: nach Pudenz; Mitte: nach Portnoy; unten: nach Hausner-Holter

gen die Drainagen vom Vorderhorn des rechten Seitenventrikels in den rechten Herzvorhof („ventrikuloatrialer Shunt"), via Kathetereinlage in die V. facialis am rechten Kieferwinkel, oder das „ventrikuloperitoneale" Vorgehen über einen kleinen Rippenbogenrandschnitt [Heller et al. 1983]. Ein inneres Shuntsystem, das vor der Implantation auf alle Fälle bezüglich jeden Details auf ordnungsgemäße Funktionsbereitschaft geprüft werden muß, besteht aus den folgenden Teilen:

a) Ventrikelkatheter aus Silikonelastomer, mit Tantalumspitze und röntgendichter Graduierung (Abb. 2.5);
b) druckgesteuertem Ventil (Abb. 2.6);
c) Reservoir, in einfacher oder doppelter Ausführung (Abb. 2.7);
d) ggf. (besonders bei kindlichen ventrikuloperitonealen Shunts, Abb. 2.6) einem „antisiphon device" [Portnoy et al. 1973], zur Verhinderung einer chronischen Überdrainage infolge unkontrollierten Liquorabflusses gemäß dem Sog der Wassersäule zwischen Kopf und Abdomen, mit nachfolgender Unterdrucksymptomatik (mit und ohne sog. „Schlitzventrikel-Syndrom" [Gruber et al. 1984]);
e) distalem Katheter nach atrial oder peritoneal (Abb. 2.8);
f) Verbindungsstücken (Konnektoren).
Als Hilfsinstrumente stehen u.a. zweckentsprechende Führungsmandrins und Hautuntertunnelungsinstrumente zur Verfügung.

Die **Ventrikelkatheter** sind endständig stumpf und nehmen den Liquor über seitliche Öffnungen auf [nach Pudenz et al. 1957]. Zur Verhinderung der Verstopfung bei eiweiß- bzw. sedimentreichem Liquor werden diese von einem Lamellenschutz umgeben [nach Portnoy 1971] oder sind schlitzförmig in axiale Nuten gelegt (nach Hausner-Holter; s. auch Abb. 2.5).

Der Ausflußdruck der **Ventile** wird nach folgenden Prinzipien reguliert (s. auch Abb. 2.6):

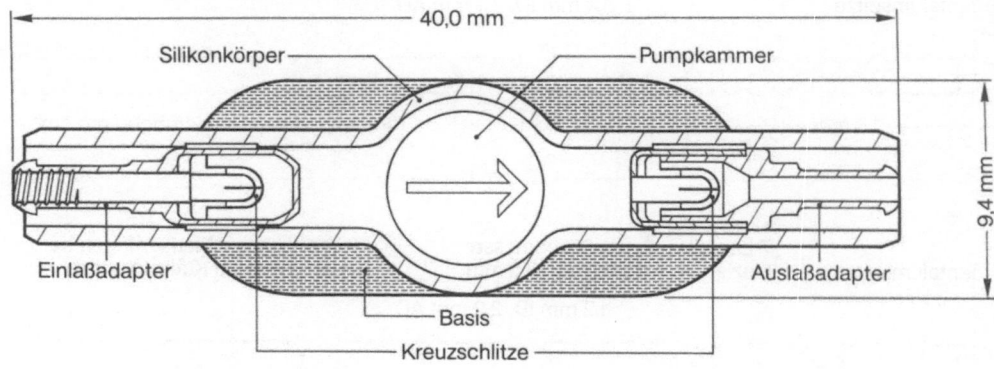

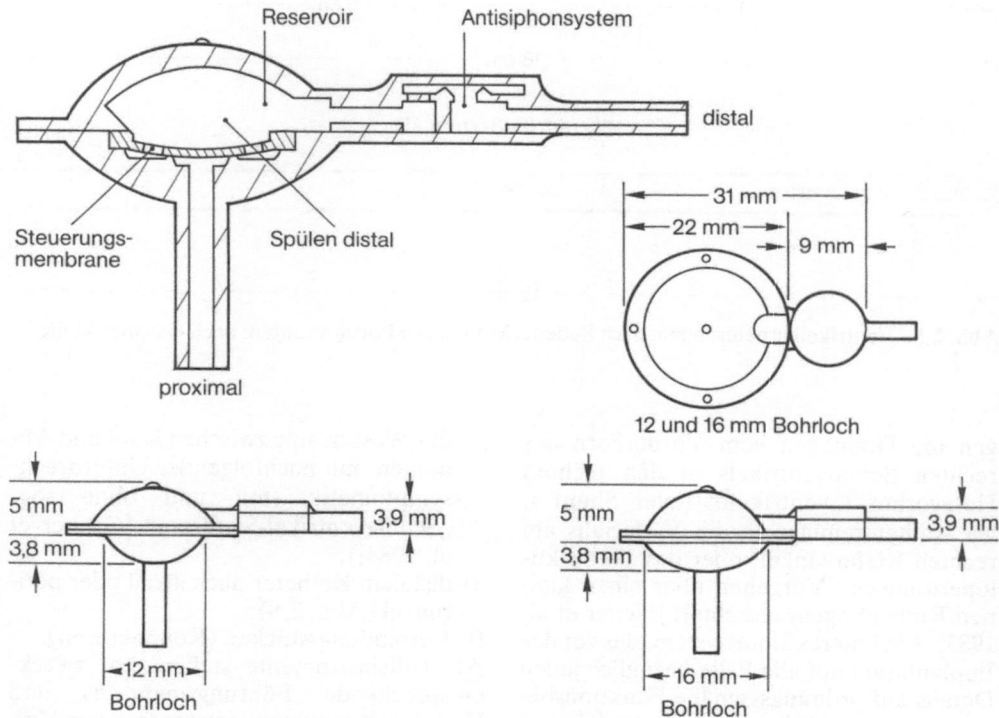

Abb. 2.6. Ventile; oben: nach Hausner-Holter; unten: nach Pudenz mit Antisiphonsystem

– durch Membranen (nach Pudenz, Dahl-Wade, Accu-Flo, Mishler u.a.);
– durch Kugeln (nach Hakim);
– durch Kreuzschlitze (nach Hausner-Holter, Denver),
– durch Schlitze im distalen Katheter oder
– durch Sophy-Ventile, die eine Ausflußdruckänderung per Magnetschaltung in vivo zulassen.

Auch das **Reservoir**problem zu Punktions- oder Instillationszwecken wurde technisch auf unterschiedliche Weise realisiert (Abb. 2.7): linsenförmig aus Silikon (nach Ommaya), mit Dacron- oder Polypropylenverstärkung (Accu-Flo), zum Punktionsschutz mit Nylon- oder Stahlbodenteil (nach Rickham), für dünne Kalotten (nach Rickham-Salmon), in flacher und großer Ausprägung

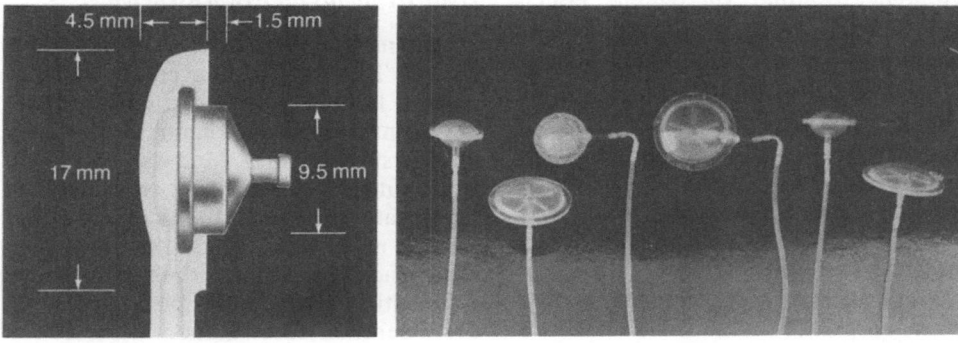

Abb. 2.7. Reservoire; links: nach Rickham; rechts: nach Ommaya

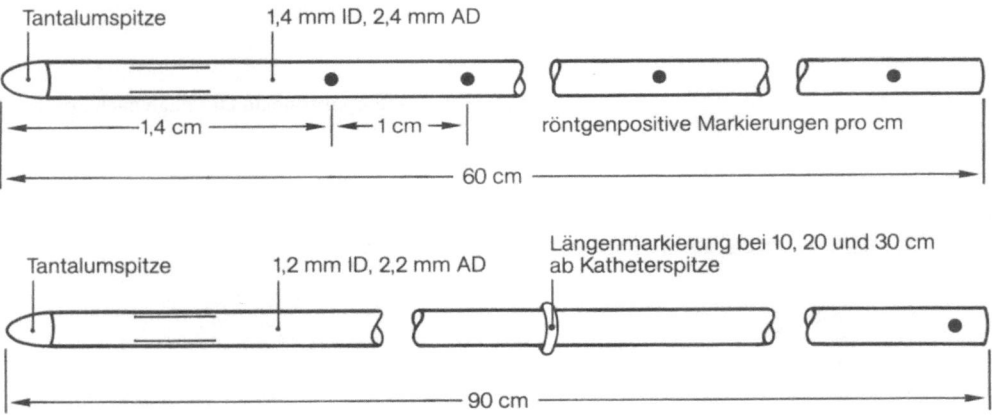

Abb. 2.8. Distale Katheter nach Pudenz; oben: Herzvorhofkatheter; unten: Peritonealkatheter

(nach Selker), in Spindelform mit Metall-schutzplättchen (nach Hakim), mit einfacher (nach Foltz) und doppelter (nach Braden) Kammer; auch diverse Variationen der Reservoirkombination mit dem proximalen Katheter werden angeboten (nach Holter-Leroy; neonatal nach McComb). Auf die Rolle der Reservoire in der onkologischen Chemotherapie wird hier nicht weiter eingegangen [Posner 1973].

„**Antisiphon devices**" können entweder separat über Konnektoren eingebaut werden, oder sie sind bereits im Ventilkomplex enthalten (nach Pudenz teilweise, nach Mishler, Mehrzweckventile nach Portnoy, s. Abb. 2.6). Über die Indikation dieser Zusatzeinrichtung besteht keine einheitliche Auffassung.

Die **distalen Katheter** enden im rechten Vorhof oder im Peritonealraum. Im ein-fachsten Fall (Uni-Shunt) wird der Ausflußdruck des vom Ventrikel durchgehenden Systems ausschließlich durch die distalen Öffnungsschlitze vorgegeben. Die übrigen Katheter verfügen entweder über schlitzförmige (Pudenz, Accu-Flo; in vorgeformter Nute: Hausner-Holter) oder endständig freie Öffnungen (Holter, Heyer-Schulte – mit Antirefluxvorrichtung). Zur Verhinderung einer Abknickung sind die Katheter nach Raimondi durch eine Drahtspirale verstärkt.

Die Vielfalt der **Konnektoren** bedarf keiner eigenen Beschreibung. In jedem Anwendungsfall empfiehlt sich die sichernde wechselseitige Fadenfixation.

Zur **Funktionskontrolle** des implantierten Systems stehen verschiedene Möglichkeiten zur Verfügung:

- klinischer Befund (gespannte Fontanelle, Stauungspapille, Psychomotorik usw.);
- Beurteilung von Eindrückbarkeit und Wiederfüllen der Pumpe, ggf. unter Kompression des distalen Katheters; bei Unsicherheiten wird man nach Shuntpunktion mit feiner Nadel (Gauge 25 oder geringer) etwas Kontrastmittel instillieren und röntgen;
- Verlaufsbeobachtung der Ventrikelweite im CCT;
- bei Verdacht auf entzündliche Komplikationen: Liquordiagnostik über Reservoir- oder Shuntpunktion.

Hydrozephalus im Erwachsenenalter

Zu einem adulten **Verschlußhydrozephalus** können Tumoren, Blutungen und Entzündungen führen. Sie werden entsprechend der klinischen Symptomatik mit einem Shuntsystem versorgt. Man wählt meist die ventrikuloatriale Drainage, weil diese im Gegensatz zum Kindesalter kaum revidiert werden muß. Nach Möglichkeit wird man die Ursache der Liquorzirkulationsstörung zu beseitigen trachten, beispielsweise durch die Operation eines Tumors der hinteren Schädelgrube mit Verschluß des IV. Ventrikels. Dabei ist die Dauerimplantation eines Ventilsystems nicht erforderlich. In die-

Abb. 2.9. Lumboperitoneale Drainage nach Spetzler

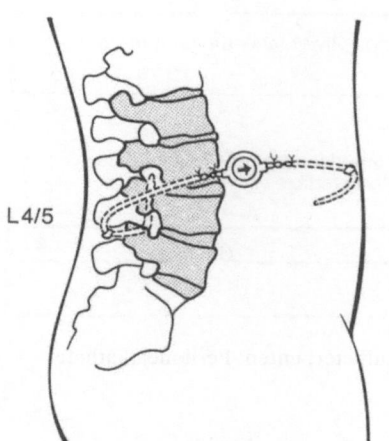

L 4/5

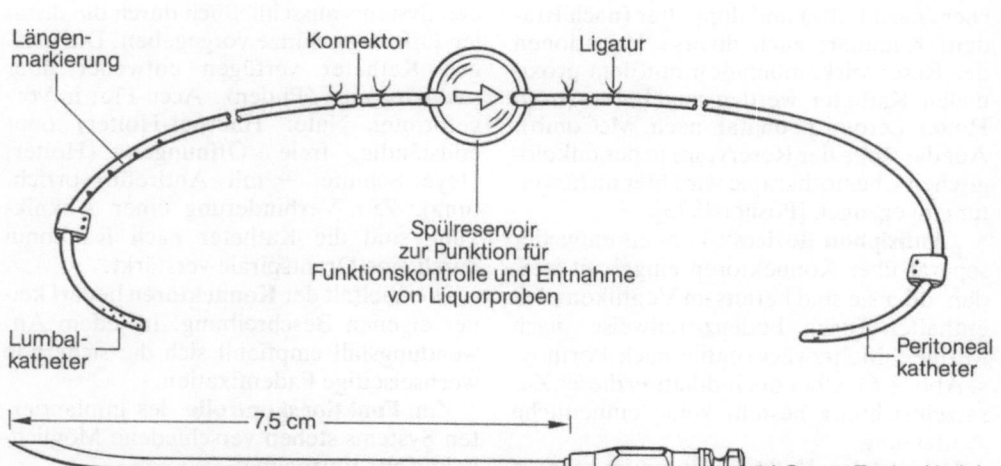

Längenmarkierung

Konnektor

Ligatur

Spülreservoir
zur Punktion für
Funktionskontrolle und Entnahme
von Liquorproben

Lumbalkatheter

Peritonealkatheter

|← 7,5 cm →|

14 Gauge Touhy-Nadel

sen Fällen genügt meist perioperativ die externe Liquordrainage für einige Tage.

Weniger eindeutig ist die Ätiologie des **kommunizierenden Hydrozephalus** im Erwachsenenalter: Hydrocephali e vacuo, infolge einer allgemeinen Hirnatrophie mit Erweiterung der äußeren und inneren Liquorräume, können durch Drainageverfahren nicht gebessert werden.

Zur Behandlung der von Hakim [1964] abgegrenzten Trias: fortschreitende Wesensänderung mit Demenz, Gangataxie und Inkontinenz, die unter der Bezeichnung **intermittierender „normal pressure hydrocephalus"** (NPH) bekannt wurde, hat sich folgendes Vorgehen bewährt:

Nach Erhärtung der klinischen Diagnose durch Funktionstests und spezielle CCT-Untersuchungen mit Einbringen von Kontrastmittel in die Liquorräume wird über mehrere Stunden eine Liquordruckunter-suchung durchgeführt, um die Auswahl des Ventilsystems zu ermöglichen [Gjerris und Børgesen 1984]. In vielen Fällen sind beim NPH Ventile mit niedrigem Öffnungsdruck notwendig.

Kommunizierende Hydrozephali lassen sich neben den Ableitungen aus dem Ventrikel auch vom lumbalen Liquorraum aus drainieren. Für dieses lumboperitoneale Verfahren stehen u.a. die Systeme nach Spetzler et al. [1977] (Abb. 2.9) oder James und Tibbs [1981] mit Ausflußdruckregulation über Schlitzventile am distalen Katheterende zur Verfügung. Von Holter wird die Modifikation mit intrathekalem T-Katheter (Hoffman-design) angeboten.

Die Anlage geschieht in typischer Weise durch Lumbalpunktion mit der Touhy-Nadel, Untertunnelung um die seitliche Lenden-Bauchregion und intraperitoneale Versenkung des distalen Katheters.

2.4 Komplikationen

Selbst bei sorgsamer und systematischer Behandlung der Liquordrainagesysteme läßt sich die Komplikationsrate nicht gering halten. Die Quote der **Shuntrevisionen** liegt um 40%, davon entfällt die Hälfte der Eingriffe auf das Säuglingsalter mit Gipfel im ersten Lebensjahr. In Abhängigkeit vom kindlichen Wachstum sind in regelmäßigen Abständen Verlängerungen der implantierten Katheter erforderlich.

Grundsätzlich besteht die Gefahr der Shuntinfektion (Staphylococcus epidermidis et aureus). Bei einer Shuntinfektion unter dem klinischen Bild einer Sepsis kann für etwa eine Woche der Behandlungsversuch mit hochdosierten Antibiotikakombinationen gemacht werden, der aber häufig nicht zum Erfolg führt, so daß eine komplette Auswechslung des Shuntsystems notwendig wird.

Die Gefahr der Katheterokklusion (etwa 7%) steigt mit den pathologischen Liquorwerten für Blut, Eiweiß und Zellen. Theoretisch denkbare Materialermüdungen werden klinisch selten relevant. Trepanationsbedingte Arachnoidealücken können zu „Liquorkissen" führen. Bei unsachgemäßer Handhabung des Untertunnelungsin-strumentariums kann es besonders im Halsbereich zu Gefäßverletzungen kommen.

Die verschiedenen Shuntsysteme bergen zusätzlich ihre eigenen Probleme:

- **Externe Ventrikeldrainagen** sind stets dem Risiko einer versehentlichen Katheterentfernung bei pflegerischen Maßnahmen ausgesetzt, auch wenn sie vorschriftsmäßig an der Galea fixiert sind. Je nach Drainagetyp kann sich auch unbemerkt die Überlaufhöhe verändern, wenn das Bettoberteil isoliert gesenkt wird (zu hoher Ausflußdruck) oder akzidentell das Auffangreservoir (etwa beim Cordis-System) herabfällt (zu niedriger Ausflußdruck).

- Bei den **implantierten Ableitungen** entsteht ein Teil der Störungen durch inadäquate Drainage (zu viel/zu wenig), Diskonnexion, Schleifenbildung („kinking"), Katheterperforationen in umliegende Strukturen (Herz, Darm; besonders durch spiraldrahtverstärkte Katheter nach Raimondi) oder durch Dekubitalulzera über prominenten Shuntteilen.

- Darüber hinaus können **ventrikuloatriale Shunts** Arrhythmien, Lungenembolien oder Thrombosen verursachen und sind deswegen bei entsprechenden Vorrisiken besonders zurückhaltend anzuwenden.

- Die Reizungen durch den distalen Katheter **ventrikuloperitonealer Shunts** können zur Verwechslung mit vielen abdominellen Krankheitsbildern („Pseudoappendizitis") führen und gelegentlich intraabdominelle Zysten oder Verklebungen induzieren.

Insgesamt haben sich die Implantatdrainagen jetzt über zwei Jahrzehnte bewährt und sind aus der pädiatrischen Neurochirurgie, aber auch aus der Hydrozephalusbehandlung bei Liquorzirkulationsstörungen im Erwachsenenalter nicht mehr wegzudenken. Es soll nicht verschwiegen werden, daß die angemessene Drainageform einen beträchtlichen primären und kontrolldiagnostischen Aufwand erfordern kann, und gewisse Fragen der Liquorproduktion und -resorption derzeit noch Gegenstand der Forschung sind [McComb 1983].

3 Drainagen am Hals

M. Feldmann

Der Hals verfügt dank des Reichtumes an Lymphknoten über eine gute Eigendrainage. Diffuse Schwellungen, beispielsweise entzündlicher Genese, gehen infolgedessen nach Beseitigung der Ursache rasch in den Normalzustand zurück. Im Gegensatz dazu steht die Tatsache, daß Abszesse und Hämatome, die nicht bald drainiert werden, fatale Folgen haben können.

Die straffen Faszien des Halses können einerseits eine Fortleitung septischer Prozesse in das Mediastinum begünstigen, andererseits die Spontandrainage von Hämatomen nach Operationen verhindern. Die Indikation zur Drainage und ihre Durchführung am Hals unterscheiden sich nicht grundsätzlich vom Vorgehen in anderen Regionen. Einige spezielle Vorgehensweisen sollen jedoch im einzelnen besprochen werden.

3.1 Drainagen bei septischen Prozessen

Septische Prozesse am Hals können einmal am Ort ihrer Manifestation entstanden sein, es kann sich jedoch auch, bedingt durch die geschilderten anatomischen Besonderheiten, um fortgeleitete Eiterungen handeln.

Lymphadenitis

Unspezifische Halslymphknotenerkrankungen kommen in jedem Lebensalter vor. Glücklicherweise tritt jedoch nur in wenigen Fällen eine Abszedierung ein, die eine Drainage erzwingt. Erkrankungsgipfel finden sich im Kindesalter und im höheren Erwachsenenalter. Die alleinige Abszeßpunktion oder auch nur -inzision ist nicht ausreichend. Nicht selten kommt es nach diesem Vorgehen zu langwierigen Fistelbildungen. Über dem Ort der stärksten Fluktuation wird ein spindelförmiges Hautstück entsprechend dem Verlauf der Hautspannungslinien exzidiert, um ein zu rasches Wiederverschließen der Drainageöffnung zu verhindern. Die Abszeßhöhle wird mit dem scharfen Löffel kürettiert, um das oftmals bereits vorhandene Granulationsge-

webe mit zu entfernen. Dabei ist darauf zu achten, daß der vom Körper gebildete granulozytenreiche Schutzwall nicht unnötig eröffnet wird, um eine Verschleppung der Infektion in bisher nicht infiziertes Gebiet zu verhindern. Die Kürettage mit dem scharfen Löffel führt gelegentlich zu diffusen, flächenhaften Blutungen. Diese können eine kurzfristige Tamponade erfordern, wobei wir die Verwendung von Jodoformgaze für etwa 24 h bevorzugen. Die Tamponade dient danach lediglich noch dazu, die Hautöffnung offen zu halten. Eine Sekundärnaht nach Wundreinigung ist nur in den seltensten Fällen nötig. Das kosmetische Ergebnis nach Spontanverschluß ist in aller Regel gut. Eine bakteriologische Untersuchung des gewonnenen Eiters ist selbstverständlich. Ob eine Indikation zur antibiotischen Behandlung vorliegt, muß im Einzelfall entschieden werden. Die grundsätzliche Gabe eines Antibiotikums nach Drainage eines Halsabszesses kann nicht empfohlen werden.

Findet man bei der Abszeßeröffnung bröckelige, käsige Massen, muß differentialdiagnostisch sofort an eine Halslymphknotentuberkulose gedacht werden. Der entsprechende Verdacht kann bereits durch die sofortige histologische Schnellschnittuntersuchung sowie eine bakteriologische mikroskopische Sofortuntersuchung geklärt werden. Bei Bestätigung der Diagnose ist neben dem chirurgischen Vorgehen die Gabe von Tuberkulostatika obligat. Die Halslymphknotentuberkulose ist heute selten. Bevorzugt werden ältere Menschen betroffen. Nach Einführung der BCG-Impfung im Neugeborenenalter kann es in seltenen Fällen einmal zur BCG-Lymphadenitis am Hals kommen, die in der Leiste häufiger beobachtet wird. Zwischen Impfung und Abszeßmanifestation vergehen üblicherweise mehrere Monate. Eine abszedierende Halslymphknotentuberkulose kann mehr als ein Jahr nach der Neugeborenenimpfung auftreten. Auch hier ist neben der chirurgischen Behandlung (möglichst Exstirpation des betroffenen Lymphknotens) die Gabe von Tuberkulostatika erforderlich.

Halszysten und Halsfisteln

Mediale und laterale Halszysten und -fisteln sollten einer planmäßigen Operation zugeführt werden, bevor es zur Komplikation der Abszedierung kommt. Allerdings ist diese Abszedierung gelegentlich die Erstmanifestation einer angeborenen Fehlbildung. Im Stadium der Abszedierung ist eine endgültige Revision wegen der Unübersichtlichkeit der Anatomie nicht möglich und wegen der Gefahr der Keimverschleppung sogar kontraindiziert. Es werden lediglich die Abszeßdrainage und die Ausräumung der Abszeßhöhle durchgeführt. Da sich insbesondere laterale Halszysten und -fisteln durch eine auffällige Granulationsgewebsbildung auszeichnen, die zu einem vorzeitigen Verschluß der Drainageöffnung und zur erneuten Abszedierung führen kann, ist auf eine genügend große Abszeßeröffnung zu achten. Nach Ausheilung des Infektes und Bestehenbleiben einer Fistel ist diese planmäßig zu sanieren. Auf die jeweiligen Besonderheiten des Vorgehens bei der medialen und lateralen Fistel sei eindringlich hingewiesen.

Halsphlegmone

Die Halsphlegmone entsteht fast ausnahmslos fortgeleitet von Mund- und Racheninfekten. Die Indikation zur Drainage ist gelegentlich nicht leicht zu stellen, da sich der Prozeß in den tieferen Halsstrukturen abspielt und Fluktuationen fehlen können. Dennoch kann bereits in dieser Phase eine operative Revision die Ausheilung beschleunigen [Herberhold 1980].

Die Drainage erfolgt mit Röhren ausreichend großen Lumens, da zu kleine Schläuche zu leicht durch Eiterpfropfen verstopft werden. Die Dauer der eitrigen Sekretion entscheidet über das Belassen der Drainage. Zusätzlich zu der chirurgischen Maßnahme ist eine antibiotische Therapie notwendig. Bei der Auswahl des Antibiotikums ist das typische Erregerspektrum des Hals-Rachenraumes zu berücksichtigen. Nach Erhalt der Keimtestung und Resistenzbestimmung muß das Antibiotikum bei Nichtwirksamkeit evtl. gewechselt werden.

3.2 Drainagen bei aseptischen Prozessen

Operationen am Hals, insbesondere in den tiefen Strukturen, erfordern kurzfristig postoperativ eine Drainage, um die entstehenden Sekrete sicher abzuleiten. (Nach-)Blutungsdrainagen am Hals sollten nicht länger als 48 h belassen werden, da sie dann entweder durch Koagel verstopft sind oder ihre Aufgabe erfüllt haben. Gravierende Nachblutungen nach dieser Zeit sind ungewöhnlich. Bei kurzer Liegezeit ist die Gefahr einer aufsteigenden Infektion gering. Redon-Drainagen sind für die Verhältnisse am Hals am besten geeignet. Für den Einsatz der modernen Miniflaschen mit einem Volumen von 150 ml (Drainobac 150, Firma Braun, Melsungen) spricht das oft nur geringe Drainagevolumen am Hals.

Unter den in Frage kommenden Operationen stellen die diagnostischen Lymphknotenexstirpationen, die Neck-dissection und die Operationen an der Schilddrüse (Enukleation, subtotale Resektionen, totale Thyreoidektomien) zahlenmäßig das größte Kontingent.

Operationen an den Nebenschilddrüsen erfordern ebenfalls kurzfristige Drainagen. Nicht immer manifestiert sich eine Nachblutung über die Drainage. Bei stärkeren Nachblutungen können die Drainagen sogar durch Koagel verstopft sein. Atemnot kurz nach der Operation oder nach einigen Stunden freier Atmung zusammen mit zunehmender Anschwellung des Halses sind ein bereits bedrohlicher Hinweis auf eine derartige Komplikation. Eine sofortige Revision mit erneuter Blutstillung, Ausräumung des Hämatoms und Auswechselung der Drainagen ist umgehend erforderlich.

Eine Besonderheit stellen Schuß- und Stichverletzungen des Halses dar. Neben Eröffnungen der großen Gefäße können Trachea und Ösophagus geschädigt sein. Ein bestehendes Hautemphysem zwingt dazu, gezielt nach diesen Verletzungen zu suchen. Nach der Revision ist eine Drainage erforderlich (nach Redon).

4 Intrathorakale Drainagen

P. Eckert

Ihre Anwendung richtet sich nach Art und Lokalisation der Erkrankungen (Brustwand, Pleura, Lunge, Mediastinum, Herz und große Gefäße). Sie haben in Verbindung mit chirurgischen Eingriffen am Thorax die Aufgabe, die physiologischen Lungen- und Kreislauffunktionen wiederherzustellen.

Besonderheiten gegenüber anderen Körperregionen liegen in der Anordnung der Pleurablätter und den damit verbundenen intrathorakalen Druckverhältnissen.

Der Wechsel von Inspiration und Exspiration bewirkt die für den Gasaustausch in den Alveolen erforderliche Ventilation. Inspiration und Exspiration werden durch Brustraumerweiterung bzw. -verengung erreicht (Atemmuskulatur, Zwerchfell). Die Übertragung der Thoraxbewegungen auf die Lunge erfolgt durch die Anordnung der Pleurablätter.

Die Lungenoberfläche liegt mit ihrer Pleura pulmonalis der inneren Thoraxwand (Pleura parietalis) dicht an, obwohl zwischen beiden keine feste Verbindung besteht. Die Haftung wird dadurch ermöglicht, daß der kapillare Spaltraum zwischen den beiden Pleurablättern mit Flüssigkeit gefüllt ist, die sich nicht ausdehnen kann. Die Pleurablätter bleiben zusammen, sind aber in seitlicher Richtung gegeneinander verschiebbar.

Die Lungenoberfläche steht infolge der Dehnung ihrer elastischen Faserelemente und der Alveolenoberflächenspannung unter einer Zugspannung. Diese hat die Tendenz, das Lungenvolumen in Richtung auf den Hilus zu verkleinern. Physiologischerweise herrscht im Thorax (Lungenhöhlen), meßbar im Pleuraspalt, ein negativer Druck (= intrapleuraler Druck). Dieser Unterdruck versteht sich als Differenz zum jeweiligen Atmosphärendruck. Druckunterschiede bestehen aber auch zwischen dem Thorax und dem Bauchraum. Diese Druckdifferenz ist meßbar am „transmuralen Druck des Niederdrucksystems" und wichtig für die Rückstellung des venösen Blutes zum Herzen [Eckert 1976].

Die Pleura parietalis kann, im Unterschied zur Pleura pulmonalis, korpuskuläre Elemente, Flüssigkeit und Luft aus dem Pleuraspalt resorbieren.

Zu den Besonderheiten des Menschen gehört, daß jede Lungenhälfte für sich und gegen den Mediastinalraum abgeschottet ist, so daß unter pathologischen Bedingungen mehrere Möglichkeiten der Exsudatansammlung bestehen.

Das Mediastinum liegt zwischen beiden Lungenhälften und enthält das Herz, die großen Gefäße, Nerven sowie die Speiseröhre und das Tracheobronchialsystem. Es wird aus der klinischen Erfahrung heraus in ein vorderes und hinteres sowie in ein oberes und unteres Segment unterteilt.

Der knöcherne Thorax umkleidet, skeletotopisch gesehen, auch Organe der Bauchhöhle wie Milz, Leber, Speiseröhre und Kardia des Magens. In seltenen Fällen (so bei Anomalien) können auch Teile des Dickdarmes in den Thorax verlagert sein (Chilaiditi-Syndrom).

4.1 Brustwand

Erkrankungen der Brustwand wie Mißbildungen, Entzündungen, primäre oder sekundäre Tumoren erfordern primär chemotherapeutische oder operative Maßnahmen. Die intrathorakale Drainage ist in der Regel erst nach entsprechenden großen Operationen oder Übergreifen von Prozessen auf die Pleura (s. dort) erforderlich.

4.2 Pleura

4.2.1 Pneumothorax

Die Ätiologie des Pneumothorax ist vielschichtig (artifiziell, spontan, traumatisch).

Beim Pneumothorax gelangt Luft in den Pleuraspalt und bewirkt damit einen teilweisen oder totalen Lungenkollaps. Man spricht von einem geschlossenen Pneumothorax ohne Vorhandensein einer durchgängigen Verbindung mit der Außenluft oder einem offenen Pneumothorax mit Verbindung des Pleuraraumes nach innen zu den lufthaltigen Gangsystemen der Lunge (z.B. *Spontanpneumothorax*) oder durch die Brustwand nach außen (z.B. Thoraxverletzungen).

Der *geschlossene Pneumothorax* vermindert das Lungenvolumen um seinen eigenen Rauminhalt. Ein bis zu 50%iger Lungenkollaps (erkennbar am Röntgenschatten der Lunge) beeinflußt das Mediastinum nur wenig. Der Lungenkollaps verhindert den Gasaustausch und führt zum Kurzschluß des Blutes im intrapulmonalen Kreislauf ohne Belüftung. Folge ist eine Erhöhung des Pulmonalarteriendruckes. Der geschlossene Pneumothorax entsteht meist als Folge einer Lungenverletzung bei Rippenfrakturen, nach Trachea- und Bronchusrupturen, evtl. bei Überdruckbeatmung. Als **Therapie** erfolgt eine Thoraxpunktion im zweiten bzw. dritten Interkostalraum mit einer Nadel oder eine Bülau-Drainage.

Der *offene Pneumothorax* entsteht durch eine Defektwunde des Thorax. Die Folge ist ein Lungenkollaps. Komplikationen sind Mediastinalflattern, Pendelluft, Mediastinal- und Hautemphysem oder Spannungspneumothorax. Die **Therapie** besteht in der sofortigen Thoraxabdichtung, raschen operativen Wundversorgung mit Bülau-Drainage, Intubation und Beatmung.

Ein *Spannungspneumothorax* (Ventilpneumothorax) ist ein offener Pneumothorax, bei dem sich infolge eines Ventilmechanismus ein Überdruck ausbildet. Er führt u.a. zu Atemnot, Zyanose, Zwerchfellhochstand, Mediastinalverdrängung bis zum Mediastinalflattern. Der Spannungspneumothorax verdrängt die Lunge zur gesunden Seite hin. Der erhöhte Druck auf der verletzten Seite verdrängt das Mediastinum in Richtung zur unverletzten Seite. Daraus resultiert die Verdrehung der Herzebene: Es kommt so zur Hemmung des venösen Rückflusses zum Herzen mit Abfall des Blutdruckes. Es ergänzen sich dann die ventilatorische und die zirkulatorische Störung zum Kreislaufstillstand. Als **therapeutische Maßnahme** erfolgt die Entlastungspunktion im zweiten oder dritten Interkostalraum in der Medioklavikularlinie mit dicker Kanüle und definitiver Versorgung durch die Bülau-Drainage.

Ein *künstlicher Pneumothorax* kann eintreten nach Thorakotomien, bei unabsichtlicher Eröffnung der Pleurahöhle anläßlich einer Mediastinoskopie oder substernaler Strumaresektion, als Komplikation bei der Punktion der V. subclavia oder V. brachiocephalica sowie bei der Überdruckbeatmung. Ein künstlicher Pneumothorax wird aus diagnostischen Gründen angelegt (Klärung von Pleuraprozessen gegenüber Erkrankungen der Lungenoberfläche) oder zu therapeutischen Zwecken (reversible Kollapstherapie). **Therapie:** Punktion, Bülau-Drainage.

4.2.2 Pleuraerguß

Je nach Beschaffenheit der im Pleuraraum befindlichen Flüssigkeit unterscheidet man zwischen einem Sero-, Hämato-, Chylo- oder Pyothorax.

Serothorax

Ursachen für den Serothorax sind kardiovaskuläre Erkrankungen, Hypo- oder Dysproteinämien, entzündliche oder maligne Erkrankungen der Pleura. Entzündliche Ergüsse können bei intrathorakalen Prozessen direkt oder indirekt auf lymphatischem oder neurovegetativem Wege entstehen, z.B. bei abdominellen Erkrankungen (subphrenischer Abszeß, Leberabszeß, Pankreatitis, Cholezystitis) sowie bei bestimmten Bildern des rheumatischen Formenkreises.

Die Sicherung der Diagnose erfolgt durch Pleurapunktion. Die **Therapie** hat primär zur Entlastung bei Druckerscheinungen beizutragen. Danach erfolgt, wenn möglich, eine kausale Therapie.

Hämatothorax

Blutungen in die Pleurahöhle erfolgen nach Traumen, Punktionen oder spontan (Emphysem). Dringt gleichzeitig Luft in den Pleuraraum, dann entsteht ein *Hämatopneumothorax.*

Blutungsquellen sind Verletzungen der Interkostalgefäße, der A. mammaria interna, intrathorakaler Organe und ihrer Gefäße.

Die Diagnosesicherung erfolgt wie beim Serothorax durch Pleurapunktion. Die **Therapie** besteht in der Entfernung des Blutes entweder durch einfache Punktion (bei kleinen Mengen) oder über eine Bülau-Drainage. Blutmengen über 1000 ml erfordern eine Thorakotomie.

Ein ungenügend abpunktierter oder drainierter Thorax führt zu Komplikationen (Pleuraschwarte), die später evtl. eine Dekortikation erfordern.

Spezielles zum Hämatothorax: Die intrapleurale Druckerhöhung kann zur Verdrängung des Mediastinums und des Herzens mit Behinderung des Rückflusses in den vorwiegend rechten zentralen Venenabschnitten führen. Die Frage ist, wieviel man punktieren darf, ohne einen Schock (s. auch S. 46) auszulösen, zu unterhalten oder zu verstärken.

Voraussetzung einer raschen Druckentlastung ist immer ein adäquater Blutvolumenersatz. Es gilt der Grundsatz, den Hämatothorax so früh wie möglich zu drainieren. Trägt man dem Schockzustand Rechnung, sollte zur Vermeidung späterer, meist schwerwiegender Komplikationen der Thorax quantitativ entlastet werden. Geringe Blutmengen von 200–400 ml werden oft radiologisch nicht erkannt. Sie bedürfen in der Regel keiner Soforttherapie.

Chylothorax

Ansammlungen von Chylus im Pleuraraum findet man sehr selten (Thoraxtraumen, operative Verletzungen des Ductus thoracicus, Metastasen, Fehlbildungen). Liegt ein Chylothorax vor, so ist er häufig mit einem Chylaskos (Chylus im Abdomen) gekoppelt. Die Sicherung der Diagnose erfolgt, wie bei allen Ansammlungen im Pleuraraum, durch Punktion. Die **Therapie** besteht in der Anlage einer Bülau-Drainage und der gleichzeitigen Behandlung der Grundkrankheit.

4.2.3 Pleuraempyem (Pyothorax; Pyopneumothorax)

Ursachen für die Entstehung eines Pleuraempyems sind unspezifische und spezifische Infektionen der Lunge, der Pleura, des Mediastinums und des Abdomens (subphrenischer Abszeß, Leberabszeß). Als Erreger findet man häufig Pneumokokken, Staphylokokken und Kolibakterien.

Neben der Eiteransammlung im Pleuraraum kommt es zur entzündlich bedingten Verdickung der Pleurablätter (Pleuraschwarte). Die Eiterung kann bei unsachgemäßer Behandlung auf die Brustwand und die Lungen übergreifen.

Die **Behandlung** des Pleuraempyems stellt uns immer wieder vor neue Probleme. Die Gründe hierfür sind mangelhafte Kenntnisse über die Ätiologie des Empyems und falsche Punktionstechniken (Tabelle 4.1).

Bei indizierter und richtig durchgeführter Therapie ist eine Heilung je nach Alter und Grundkrankheit des Patienten in 50–80% der Fälle zu erwarten, die Sterblichkeitsrate liegt zwischen 10% und 24%.

Tabelle 4.1. Chirurgische Behandlungsmöglichkeiten entzündlicher oder eitriger Pleuraerkrankungen. [Nach v. Windheim 1975]

	Akute Phase 1.−4. Woche	Chronische Phase ab 5. Woche
Punktion + Spülung	+++	+
Drainage	(+++)*	++
Dekortikation	++	+++
Thorakozentese	+++	−−−
Thoraxfensterung	(+)**	++

+++ absolute Indikation
++   gute Indikation bei besonderen Fällen
+   erfolgversprechende Maßnahme zur Vorbereitung zu anderen Eingriffen
*   absolute Indikation bei akut auftretenden bronchopulmonalen Fisteln, sonst nur ausnahmsweise
**   bei infizierter Brustwand (Empyema necessitatis)
−−− keine Indikation

Tabelle 4.2. Spezielle Probleme der Thoraxdrainage. [Nach Schnetzer und Kubiena, aus: v. Windheim 1975]

Ursachen für spätere Komplikationen:

1. Bronchopleurale Fistel		210
2. Bronchusstenose		28
3. Intrapleurale Fremdkörper		42
4. Zu lange konservative Therapie		175
5. Vorzeitige Beendigung der konservativen Therapie		65
6. Fehlerhafte Drainage		34
		554 Patienten

Nach einer dicken Drainage kommen heute noch Spüldrainagen in Betracht. Es empfiehlt sich, nicht nur dicke Thoraxdrains (36 Ch.) zu verwenden, sondern auch dicke luminale Katheter zur Spülung zu benutzen.

Fehlerhaft ist es, wenn bei Empyemen mit dickem Eiter dünne Redon-Drainagesysteme zur Anwendung gelangen. Ein weiterer Behandlungsfehler ist darin zu sehen, daß man die Therapie zu lange mit unvollständigen Punktionen und Instillationen von Antibiotikalösungen fortführt (Tabelle 4.2).

Im akuten Zustand ist die einfache Punktion mit einer Kanüle mitunter lebensrettend. Später muß diese durch eine interkostale Saugdrainage für die Dauer von 5 Tagen mit einem Sog bei Drücken um −20 cm H$_2$O und einer Saugleistung von 15 l/min ersetzt werden.

Man hüte sich vor einer zu raschen Absaugung mit hohen Drücken, weil einerseits kreislauflabile Patienten mit einem starken Blutdruckabfall reagieren, andererseits pleurale Verziehungen heftige Schmerzen auslösen können.

Trotz optimaler Behandlungsbedingungen treten bei 10−30% aller Behandelten Rezidive auf. Die tägliche Röntgenkontrolle des Thorax ist deshalb unbedingt erforderlich.

Bei einem Mißerfolg, der sich innerhalb von 8−10 Tagen herausstellt, oder bei noch später auftretenden Rezidiven wird die Drainagebehandlung, also das „konservative Vorgehen" beendet. Die chirurgische Therapie steht dann im Vordergrund.

4.2.4 Pleuratumoren

Pleuratumoren stellen selten eine Indikation zur Drainagebehandlung dar. Ausnahmen sind rezidivierende blutig-seröse Ergüsse (Pleurakarzinose) oder der recht seltene tumorbedingte Spontanpneumothorax. Häufigste Form des Pleuratumors ist das Pleuramesotheliom, das in 35% der Fälle mit rezidivierenden Ergüssen einhergeht; davon sind 15% blutig tingiert.

Bei sekundären Pleuratumoren, wie Karzinose durch Magen-, Mamma-, Ovarial- und Bronchialkarzinome, helfen Drainagen bei der Wiederherstellung der Lungenfunktion. Hartnäckige Ergüsse müssen öfter punktiert werden.

4.2.5 Pleuradrainage (Abb. 4.1a−c)

Bei der Bülau-Heberdrainage handelt es sich um eine geschlossene Drainage, die in einen Wasserbehälter abgeleitet wird (engl. water seal drainage). Sie eignet sich gut für die Drainage von Thoraxflüssigkeiten und wird physikalisch durch das Marriott'sche Prinzip untermauert. Die Flüssigkeit verhindert die Luftaspiration, denn auf der Wasseroberfläche „ruht" der äußere Atmosphärendruck. Theoretisch wäre erst dann eine Luftaspiration möglich, wenn

• zu wenig Wasser im Behälter wäre,
• ein so hoher Unterdruck entstünde, daß zunächst das Wasser um den Abstand zwischen Oberfläche und unterster

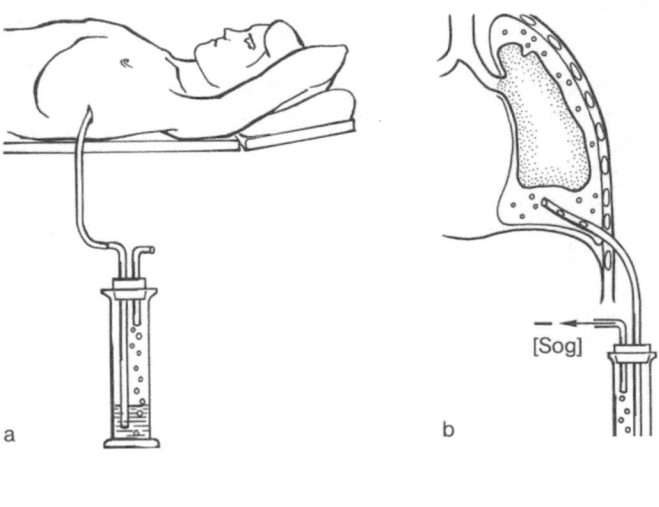

Abb. 4.1a−c. Prinzip der Thoraxdrainage. [Nach Heberer und Valesky 1980 und Takaro 1977].
a Bülau-Heberdrainage bei linksseitigem Pneumothorax (spontan oder traumatisch) und nach Lungenresektionen. Drainageschlauch in die Pleurahöhle (6. ICR, mittlere Axillarlinie) eingelegt und unter Wasser abgeleitet.
b Persistierender Pneumothorax links (spontan oder traumatisch). Bei inkompletter Ausdehnung der Lunge durch größere Parenchymfisteln muß zusätzlich abgesaugt werden (Wasserstrahl- oder elektrische Pumpe).
c Hintereinanderschaltung mehrerer Gefäße

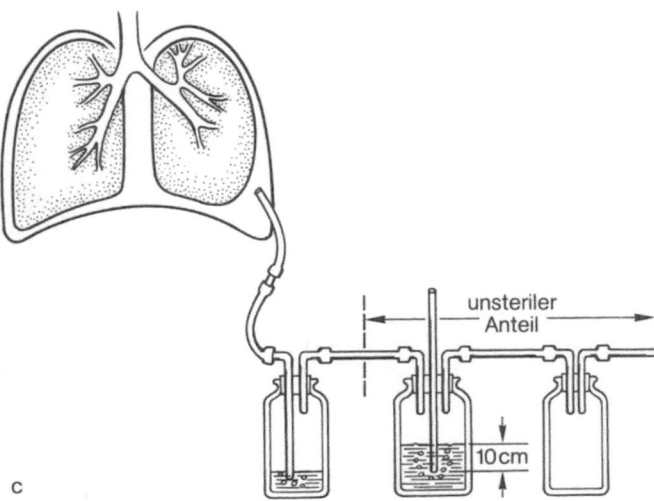

Ebene des Ableitungsrohres abgesaugt werden müßte.

Eine Variante (Abb. 4.1c) besteht in der Hintereinanderschaltung von drei Behältern. Hierdurch werden nicht nur ein konstanter Unterdruck, sondern auch sterile Verhältnisse gewährleistet. Die zwei äußeren Flaschensysteme können täglich gewechselt werden, die Aspirationsgefahr von Keimen aus den Flaschen ist nachgewiesenermaßen gering.

4.3 Lunge

Ohne geeignete Gegenmaßnahmen (Überdruck mit intratrachealem Tubus) führt jede Eröffnung des intrapleuralen Raumes, sei es zu diagnostischen oder therapeutischen Zwecken, durch den eindringenden atmosphärischen Überdruck zum Lungenkollaps. Das nach jeder Thorakotomie angewandte Drainageprinzip zur Luft- und/oder Sekretableitung ist die Bülau-Drainage.

Verletzungen der Lungen (Atmungsorgane) infolge diagnostischer Eingriffe können erfolgen bei (Abb. 4.2)
– der mediastinalen Phlebographie (V. subclavia, V. brachiocephalica),
– der Bronchographie,
– der Bronchoskopie (Absaugung von Sekreten, gezielte Entfernung von Fremdkörpern, Gewebsentnahme, transbron-

chiale Gewebspunktion mediastinaler Lymphknoten),
– der transthorakalen Tumorpunktion (Feinnadelbiopsie),
– der Mediastinoskopie (Komplikationsrate ca. 1,5%; Letalität ca. 0,09%),
– der Thorakoskopie,
– der offenen Lungenbiopsie (z.B. bei Lungenfibrose).

Verletzungen durch Thoraxtraumen s. S. 43f.

Jeder Eingriff am Thorax beeinflußt nicht nur die Atmung, sondern auch den Kreislauf. Sorgfältigste Kontrolle der wichtigsten Kreislaufparameter prä-, intra- und postoperativ ist deshalb dringend erforderlich.

Der chirurgische Zugang zur Brusthöhle erfolgt entweder durch die *anterolaterale*

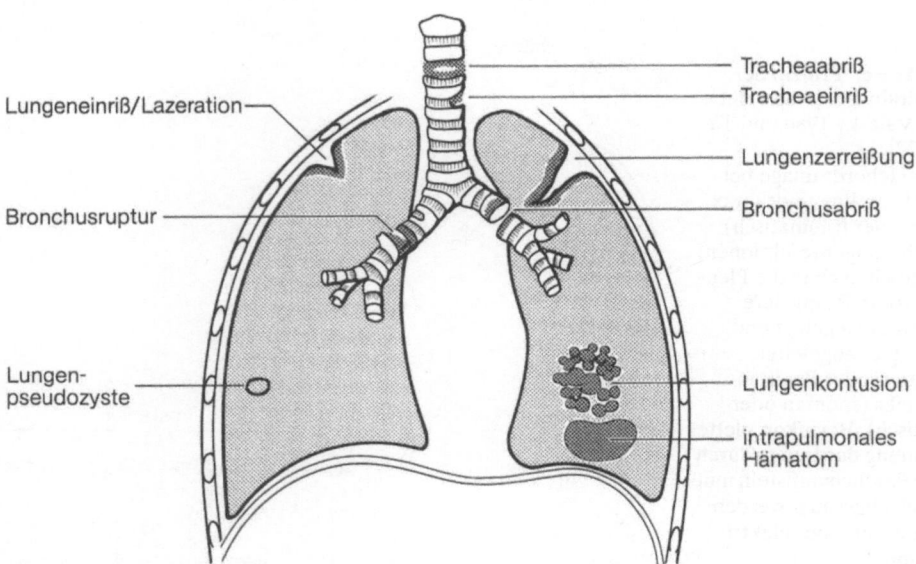

Abb. 4.2. Verletzungen der Atmungsorgane. [Nach Heberer und Spelsberg 1980]

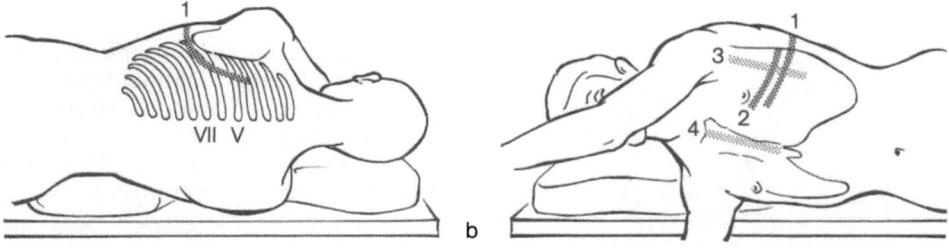

a   b

Abb. 4.3a und b. Schnittführungen bei thorakalen Eingriffen. [Nach Heberer und Valesky 1980].
a Posterolaterale Thorakotomie (1) in Seitenlagerung des Kranken.
b Seitenlagerung (Brustansicht): 1. Fortsetzung der posterolateralen Thorakotomie von **a**; 2. anteriore Thorakotomie; 3. axilläre Thorakotomie; 4. mediane Sternotomie für Eingriffe im Mediastinum und Herzen, allerdings dann stets in Rückenlagerung des Patienten

oder *posterolaterale Thorakotomie* (Abb. 4.3); posterolateral für Eingriffe an der Lunge und am Bronchialsystem, anterolateral für lateral gelegene Mediastinalprozesse, atypische Lungenresektionen und Probethorakotomien.

Die Eingriffe an der Lunge bestehen in den verschiedenen Resektionsverfahren, plastischen Eingriffen am Tracheobronchialsystem und Probethorakotomien sowie der Thoraxdrainage (s. S. 47 ff).

Nach jeder Thorakotomie, mit oder ohne Lungenresektion, werden in der Regel ein bis zwei Drainagen angelegt. Die Drains werden in die Pleurahöhle eingelegt und unter Wasser abgeleitet. Ein zusätzlicher Sog ($-20-100$ cm H_2O) ist dann erforderlich, wenn über Parenchymfisteln Luft aus der Lunge in den Pleuraraum nachfließt. Die Entfernung der Drainage soll nach dem 2.–5. Tag erfolgen, wenn der Lungendefekt abgedeckt ist, sich die Lunge ausgedehnt und wieder an die Pleura parietalis angelegt hat.

4.4 Mediastinum

Erkrankungen im Bereich des Mediastinums sind akute oder chronische Entzündungen, Tumoren und Verletzungen.

Entzündungen

Ausgangspunkte für eine **akute Mediastinitis** sind: Perforationen der Speiseröhre oder des Tracheobronchialsystems; spontan bei Tumoren oder Ulcus oesophagi; Boerhaave-Syndrom, instrumentell bei der Ösophagoskopie, Bronchoskopie, Bougierung; traumatisch nach stumpfen Thoraxtraumen; postoperative Nahtinsuffizienzen nach thorakalen Eingriffen am Ösophagus oder dem Tracheobronchialsystem; Übergreifen von Abszessen aus der Umgebung (Lungenabszeß, Pleuraempyeme, Osteomyelitiden, Infektionen im Hals- und Pharynxbereich).

Die **Therapie** besteht meist in einer sofortigen Operation und ausgiebiger Drainage des Mediastinalraumes. Im vorderen Mediastinum gelegene Abszesse werden im allgemeinen vom Hals aus oder von parasternal her eröffnet und drainiert. Im hinteren Mediastinum gelegene Herde werden auf extrapleuralem Wege nach Rippenresektion von dorsal kommend entfernt. Perforationen im Bereich des Ösophagus oder des Tracheobronchialsystems müssen durch einen transpleuralen Zugang umgehend geschlossen werden.

Die **chronische Mediastinitis** verläuft weniger rasant. Sie entwickelt sich entweder aus einer akuten Mediastinitis oder aber im Gefolge einer Tuberkulose, Lues, Blastomykose, Aktinomykose. Ferner können Fremdkörper die Ursache für eine chronische Verlaufsform sein.

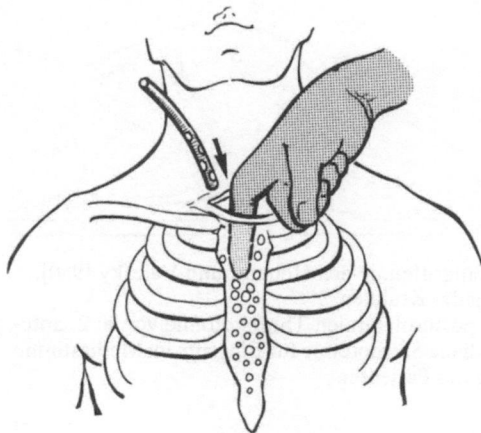

Abb. 4.4. Kollare Mediastinotomie. [Nach Heberer und Spelsberg 1980]. In Lokalanästhesie: Hautschnitt in der Fossa jugularis. Spaltung der Faszie, digitale Erweiterung des retrosternalen Raumes und Drainage

Tumoren

Mediastinaltumoren besitzen eine große histologische Vielfalt (Dermoidzysten, Teratome, neurogene Tumoren, Thymome, intrathorakale Struma, Zysten des Bronchialsystems oder des Perikards, Hämangiome, Lymphknotenvergrößerungen).

Liegen keine Metastasen oder ausgedehnten Infiltrationen vor, so ist die Operation die **Therapie** der Wahl. Der Zugang zum vorderen Mediastinum erfolgt über die *mediane Sternotomie.* Tumoren im hinteren Mediastinum werden über eine anterolaterale oder posterolaterale Thorakotomie, das obere Mediastinum (Abb. 4.4) über die *kollare* Mediastinotomie angegangen. Die Drainage erfolgt nach den üblichen Kriterien.

4.5 Herz und herznahe Gefäße

Auf die Eingriffe (geschlossene/offene Herzchirurgie) zur Beseitigung angeborener oder erworbener Herzfehler kann hier nicht näher eingegangen werden.

Von Bedeutung für das Thema sind die Herzverletzungen (s. S. 44) und die Erkrankungen des Perikards.

Herzbeutelerkrankungen sind in erster Linie der Perikarderguß bei Perikarditis (bakteriell, rheumatisch, urämisch), das Hämoperikard nach Traumen oder iatrogen, die konstriktive Perikarditis (Panzerherz) als postentzündliche Spätreaktion (tuberkulös, rheumatisch, abakteriell) und die Perikardzyste.

Der *Erguß* führt zur lebensbedrohenden

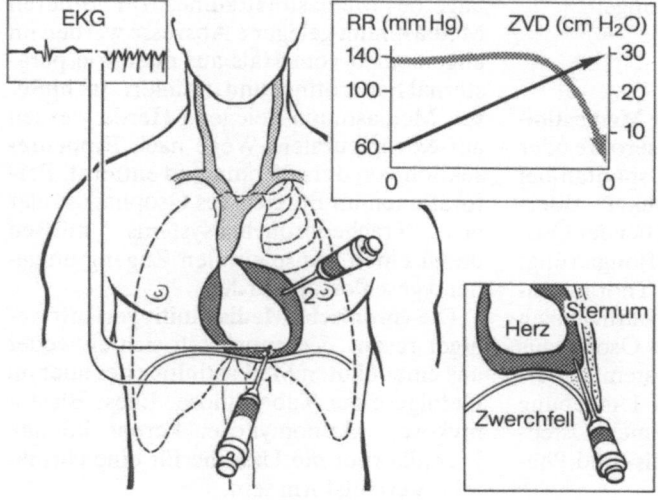

Abb. 4.5. Herzbeuteltamponade durch Hämoperikard und Drainage. [Nach Heberer und Spelsberg 1980]. Massive venöse Einflußstauung (erhöhter ZVD), Abfall des arteriellen Blutdruckes in der Spätphase. EKG-Veränderung bei Myokardberührung durch Punktionsnadel. Typische Punktionsstellen des Herzbeutels: 1. Winkel zwischen Schwertfortsatz und linkem Rippenbogenrand. 2., 4. oder 5. ICR parasternal links, Nadel mit EKG-Monitor verbunden

Perikardtamponade, die eine sofortige Punktion erforderlich macht. Bei mangelhafter Entlastung wird die Punktion durch eine Perikarddrainage ersetzt.

Das *Hämoperikard* entsteht meist nach Herz- und Herzbeutelverletzungen und verläuft in einem Drittel der Fälle tödlich. Bei Flüssigkeitsansammlungen im Perikard von mehr als 150–200 ml steigt der intraperikardiale Druck steil an und blockiert schließlich den venösen Rückfluß zum Herzen. Die **Therapie** besteht primär in der Herzbeutelpunktion und Drainage bis zur endgültigen operativen Versorgung (Abb. 4.5).

Die *Perikardschwiele* und die *Perikardzyste* erfordern ein operatives Vorgehen.

4.6 Thoraxtraumen

Thoraxverletzungen können stumpf, penetrierend oder perforierend sein. Etwa ¾ der Patienten, insbesondere Kinder, haben äußerlich keine besonderen Verletzungszeichen; auch können innere Verletzungen anfänglich völlig stumm bleiben. Man sollte deshalb bei polytraumatisierten Patienten stets auch an Thoraxverletzungen denken (Prellmarken, Röntgenübersichtsaufnahmen vom Thorax, Schockanzeichen und anderes mehr). Im Rahmen der Thoraxverletzungen kommt ein **Hämatothorax** (s. S. 37) in 60% und ein **Pneumothorax** (s. S. 36) in 40% der Fälle vor. Bei den perforierenden Verletzungen ist der Anteil des Hämatothorax größer (Abb. 4.6).

Mit dem Thoraxtrauma sind oder können verbunden sein

- Verletzungen der Thoraxweichteile und des Skelettsystems,
- Verletzungen im Tracheobronchialbereich und der Lungen,
- Verletzungen des Herzens und der großen Gefäße,
- Verletzungen des Mediastinalraumes einschließlich Ösophagus und Tracheobronchialsystem,
- Verletzungen von Abdominalorganen einschließlich der retroperitoneal gelegenen Nieren.

Thorakale Notfälle sind die Hämoptoe, das Hautemphysem, das mediastinale Emphysem, der Pneumothorax, das Hämomediastinum, der Hämatothorax, das Mediastinalflattern, das Hämoperikard und die Herztamponade.

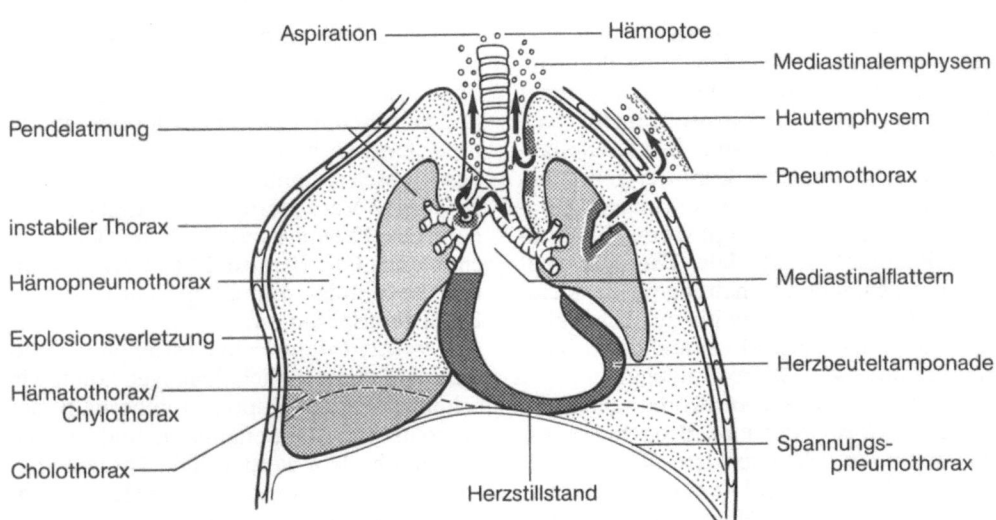

Abb. 4.6. Traumatische thorakale Notzustände. [Nach Heberer und Spelsberg 1980]

Stumpfe Thoraxtraumen: Es finden sich alle fließenden Übergänge von **Brustkorbprellungen** ohne morphologische Veränderungen und mit geringen Schocksymptomen bis zu Brustkorbprellungen mit Beteiligung von Herz und Lunge, Parenchymzerreißungen, intrapulmonalen und subpleuralen Blutungen und Lungenödem. Die **Therapie** ist in leichten Fällen symptomatisch und besteht in schweren Fällen in der Pneumonieprophylaxe, Schmerzbekämpfung, Sauerstoffapplikation, Bronchialtoilette, evtl. künstlicher Beatmung und Überwachung des Patienten.

Schwere **Kompressionen des Thorax** gehen mit intrathorakaler Druckerhöhung und Rückstau des venösen Blutes einher. Die **Therapie** besteht in der Schockbekämpfung, Überwachung und Intensivbehandlung.

Penetrierende bzw. perforierende Thoraxtraumen: Stich- und Schußverletzungen erfordern zur Abklärung der Diagnose, operativen Freilegung und Versorgung der Organverletzungen eine sofortige Krankenhauseinweisung. Penetrierende Gegenstände sind bis zur Operation zu belassen. Bei den penetrierenden oder perforierenden Thoraxverletzungen kommt es zu Verletzungen der thorakalen Weichteile und des Skelettsystems, der Atem- und Mediastinalorgane.

Oberflächliche Weichteilverletzungen werden wie üblich versorgt.

Einzelne **Rippenfrakturen** werden konservativ behandelt. Sind mehr als drei Rippen frakturiert, so spricht man von einer Rippenserienfraktur, die bis zu einem *instabilen Thorax* führen kann. Die Komplikationen steigen mit der Zahl der gebrochenen Rippen (Ventilationsstörungen, paradoxe Atmung, Hautemphysem, Hämato- und Pneumothorax). Die **Therapie** geht von der Schmerzausschaltung über die einfache Ruhigstellung bis hin zur Schockbehandlung, Überdruckbeatmung und Thorakotomie sowie Thoraxdrainage.

Liegen ein **Tracheaeinriß** oder **-abriß**, ein **Bronchuseinriß** oder eine **Bronchusruptur** vor, so finden sich neben dem charakteristischen Luftaustritt und dem damit verbundenen Emphysem (Haut, Mediastinum) häufig auch ein Hämatothorax, Hämoptoe,

atelektatische Lungenareale, Mediastinalverlagerung zur verletzten Seite hin. Die **Therapie** besteht in der Beseitigung des lebensbedrohenden Zustandes durch Operation und Drainage. Treten später Komplikationen auf (Stenosen, Atelektasen, Abszesse etc.), so kann ein weiterer chirurgischer Eingriff erforderlich werden.

Im Bereich der **Lunge** können ebenfalls Ein- oder Abrisse, Zerreißungen oder Kontusionen eintreten. Blut- und Luftaustritt führen zu Hämato- und Pneumothorax, Atelektasen, Lungenödem, respiratorischer Insuffizienz und Schock. Für das Vorgehen, ob konservativ oder operativ, sind nicht so sehr die Verletzungen, als vielmehr die Verletzungsfolgen entscheidend. Die Thorakotomie ist erforderlich bei

- Versagen der Punktions- und Drainagebehandlung,
- Anhalten der Hämoptoe,
- großen Fremdkörpern (Durchmesser >1,5 cm),
- phosphorhaltigen Steckschüssen,
- Verdacht auf abdominelle Verletzungen,
- größeren Brustwanddefekten.

Drainagen sind erforderlich bei Vorliegen eines Hämatopneumothorax. Auch hier können spätere Infektionen und Fremdkörper in der Lunge noch nach Monaten und Jahren zu operativen Eingriffen zwingen.

Die meisten registrierbaren **Herzverletzungen** sind stumpfe Traumen, die unter dem Sammelbegriff der *Herzkontusion* zusammengefaßt werden. Die Herzkontusion führt zu Blutungen in der Herzsubstanz ohne Zerstörung intrakardialer Strukturen und ist selten mit einem Sero- oder Hämatoperikard verbunden. Kleine Herde bleiben klinisch stumm, größere lassen charakteristische Veränderungen im EKG erkennen. Die **Therapie** besteht in der Überwachung des Patienten und bei Vorliegen eines Sero- oder Hämatoperikards in der Entlastungspunktion.

Herzwandrupturen nach stumpfen Traumen sind meist tödlich. Dagegen können in seltenen Fällen Rupturen innerhalb des Herzens am Klappenapparat und an den Septen überlebt werden. Die **Therapie** besteht bei den Rupturen in der Herztamponade, bei Vorliegen eines Hämatothorax (s. dort) in der Entlastungsdrainage.

Penetrierende Herzverletzungen, meist als Folge von Stich- oder Schußverletzungen, erfordern bei stärkerem Blutverlust eine Operation. Bei Verdacht auf Herzbeuteltamponade ist die sofortige Entlastungspunktion oder -drainage angezeigt.

Die akut nachlaufende Herzbeutelblutung (Hämoperikard; s. S. 42) bedarf immer einer sofortigen Thorakotomie, unabhängig von der Ausstattung des Krankenhauses, denn die Herzwandrisse oder herznahe Gefäßeinrisse mit Hämoperikard können rasch und ohne großen Aufwand versorgt werden.

Direkte Perikardverletzungen, z.B. bei direkter Gewalteinwirkung auf das Sternum oder nach schweren Akzelerationstraumen, kommen etwa in 3% aller Herzverletzungen vor.

Neben der traumatisch bedingten stumpfen und penetrierenden Verletzung des **Ösophagus** ist die häufigste Verletzungsform iatrogen bedingt (Endoskopie). Stumpfe Verletzungen betreffen vorwiegend das untere Drittel des Ösophagus, die iatrogenen Verletzungen finden sich an den drei physiologischen Engen. Perforationen des Ösophagus führen zu Mediastinalemphysem (Hautemphysem), Pneumothorax, später Pyothorax und Mediastinitis. Bei Vorliegen einer Perforationssymptomatik ist die operative Revision angezeigt (Abb. 4.7 und 4.8).

Untersuchungsgang bei Thoraxverletzungen

Die erste notfallärztliche orientierende Untersuchung bei Thoraxverletzungen besteht in der Kontrolle von **A**tmung − **K**reislauf − **B**ewußtseinslage.

- Ohr in die Nähe von Nase und Mund des Verletzten legen,
- den unbedeckten Brustkorb und den Hals untersuchen (im Freien und bei kalten Außentemperaturen schwer möglich),
- Radialis- und Karotispuls tasten,
- Kraft und Tiefe der Atmung prüfen.

In der Klinik werden diese Maßnahmen ergänzt durch eine radiologische Untersuchung. Oft sind diese Patienten bereits intubiert (Notarzt).

Die kardiologische Untersuchung tritt selbstverständlich in den Hintergrund, wenn der Verdacht auf einen Spannungspneumothorax besteht.

Erste Maßnahme: Probepunktion der verletzten Thoraxhälfte.

Bei massiver Dämpfung der Thoraxperkussion sollte ein rasch anwachsender Hämatothorax ausgeschlossen werden. Nach der *orientierenden Punktion* muß immer ein *Bülau-Drain* gelegt werden (Technik s. unten).

Zur Verlaufsbeobachtung gehören
− Blutdruckmessung,

Abb. 4.7a und b. Perforation des Ösophagus. [Nach Heberer und Spelsberg 1980].
a Blutung in Ösophagus, Magen und Mediastinum mit Mediastinal- und Hautemphysem (evtl. Pleuraerguß).
b Hämo-, Pyo- bzw. Pneumothorax, evtl. Beimengung von Speiseresten

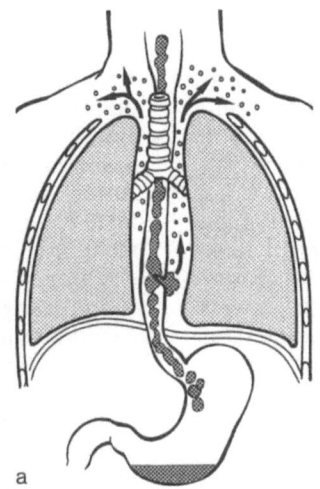
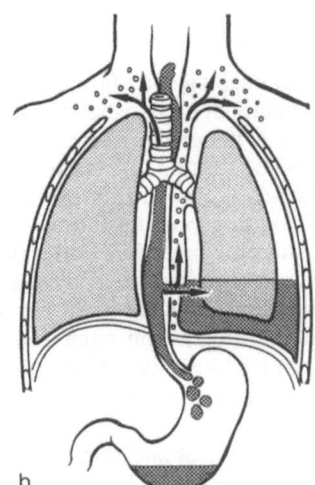

a   b

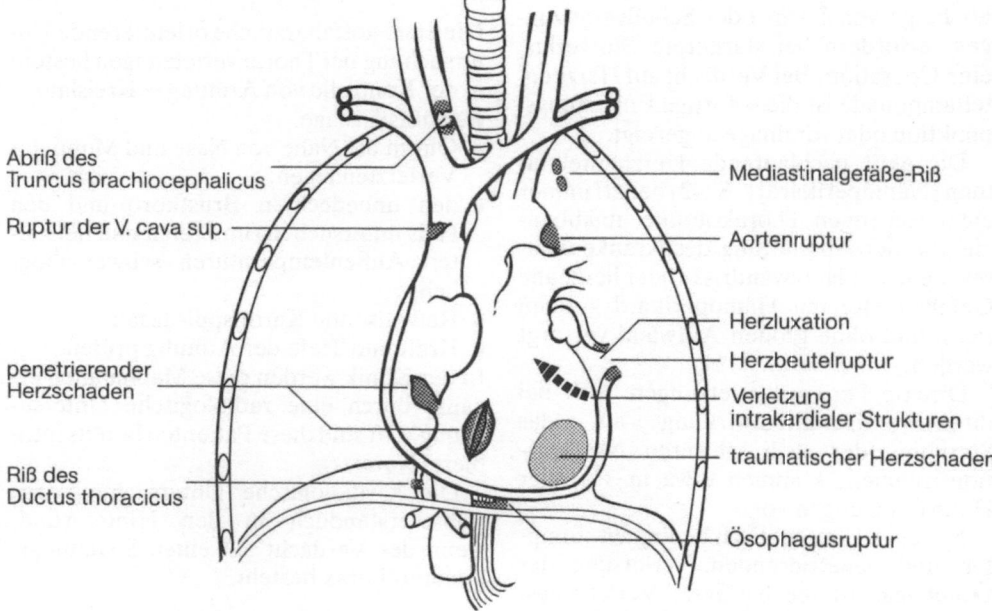

Abriß des
Truncus brachiocephalicus

Ruptur der V. cava sup.

penetrierender
Herzschaden

Riß des
Ductus thoracicus

Mediastinalgefäße-Riß

Aortenruptur

Herzluxation

Herzbeutelruptur

Verletzung
intrakardialer Strukturen

traumatischer Herzschaden

Ösophagusruptur

Abb. 4.8. Verletzungen der Mediastinalorgane. [Nach Heberer und Spelsberg 1980]

– Messung des zentralen Venendruckes,
– Messung der Urinausscheidung,
– Hauttemperatur,
– Bewußtseinslage usw.,
– Blutgasanalyse: Sauerstoffdruck und -gehalt; Kohlensäuredruck; pH-Wert; Standardbikarbonat.

Allgemeine Schockbehandlung

Erst nach diesen Maßnahmen folgt die Versorgung der lebensbedrohlichen Verletzungen. Oft sterben Verletzte trotz Intubation und Beatmung an einem übersehenen oder sich langsam intraoperativ entwickelnden Spannungspneumothorax. Die Beatmung kann eine bronchiale oder parenchymatöse Fistel und damit den Spannungsdruck vergrößern. Dies gilt nicht für offene Thoraxverletzungen, die nach den Prinzipien der Dringlichkeit der Erstversorgung behandelt werden müssen.

Typische Behandlungsfehler:
● Bei der Erstbehandlung und Beurteilung

wird der Zeitfaktor nicht genügend berücksichtigt (z.B. durch zu lange Röntgenuntersuchungen oder durch zusätzliche computertomographische Untersuchungen, überflüssige und umständliche Konsiliaruntersuchungen etc.).
● Bei Aspiration oder Sekretverhaltung mit entsprechenden Folgen für die Lungenventilation bis hin zum traumatischen Lungenkollaps werden Absaugung, Bronchoskopie und Intubation verzögert oder vernachlässigt.
● Bei instabilem Thorax wird die „innere Stabilisation" vernachlässigt. Zu späte Intubation. (Jüngere oder ungeübte Notärzte beherrschen die Intubationstechnik nicht immer, die nachweislich auch dem erfahrenen Anästhesisten nicht immer sofort gelingen muß.)
● Nichterkennung oder Unterschätzung des Hämatopneumothorax.
● Punktion oder Dauerdrainage werden versäumt oder als „zu gefährlich" abgelehnt.
● Mangelhafter Volumenersatz.

4.7 Material und Methoden zur Thoraxdrainage

Die Anlage einer Thoraxdrainage richtet sich nach der Dringlichkeit der Indikation sowie dem Zustand des Kranken. Es empfiehlt sich immer, vor Anlage der Drainage eine *Probepunktion* vorzunehmen, um eine iatrogene Organverletzung bei Legen der Drainage am **geschlossenen** Thorax zu vermeiden. Liegt ein Notfall bei einem bewußtlosen Patienten vor (z.B. polytraumatisierter Patient), kann auf eine Lokalanästhesie verzichtet werden. Niemals aber darf man gegen die Prinzipien der Sterilität verstoßen. Rasur, Hautwaschung und Desinfektion, Abdecktuch und Handschuhe sind absolut indiziert. In allen unfallchirurgisch ausgerichteten Abteilungen gibt es speziell hergerichtete „Siebe", die alles zur Punktion und Drainage enthalten.

Zusammenstellung des Siebes

- 2 große Klemmen (für die Drainagen),
- 2 mittelgroße Kocher-Klemmen,
- 2 Skalpelle, Größe 10 oder Spitze 11,
- 2 Cooper-Scheren,
- Nahtmaterial: Nadelhalter (2), Pinzetten, Tupfer, scharfe Nadeln mit Öhr, Nahtmaterial Größe 1 oder 0, auch Einmalmaterial,
- Petri-Schalen (2) zur Desinfektion und für das Lokalanästhetikum, 50 ml Inhalt,
- mehrere Paar sterile Handschuhe,
- Abdecktücher (kleines Lochtuch und großes Abdecktuch),
- 2 Spritzen,
- 1 Rotunda-Spritze mit Ansatz,
- 2 sterile Ansätze zum Anschluß an sterile Schläuche zum Anschluß an das Drainagesystem,
- sterile Auffangbehälter für die gewonnene Flüssigkeit, immer bakteriologische Untersuchung; Ausnahme: eindeutiges Thoraxtrauma,
- steriles Kochsalz zum Spülen der Drainage bei Verschluß durch Fibrin oder Blutkoagula.

Jede chirurgische Klinik sollte ein Notfallthorakotomieset vorbereitet halten, auch wenn keine „Thoraxchirurgie" betrieben wird. Notthorakotomiebesteck und Schädeltrepanationsbesteck gehören **heute** in **jedes** Krankenhaus.

Dicke Gummidrainagen wird es wohl kaum noch geben, obwohl in Notfällen alle Materialien, die eine Entlastung bringen, verwendet werden dürfen. In der Regel gibt es heute von der Industrie fertig vorbereitete „Einmaldrainagen" (Silikonkautschuk/silikonisierte Kunstgummi/PVC-Schläuche/Latex).

Die Katheter enthalten immer einen entsprechenden Trokar (mit scharfer Spitze und einem röntgendichten Längsmarkierungsstreifen).

Sollte kein eigenes Punktionsbesteck vorhanden sein, kann man einen Trokar einsetzen, wie er früher zur Punktion eines Aszites verwendet wurde.

In den **Notarztwagen** und im Rettungshubschrauber befinden sich noch die alten und bewährten dicken Injektionskanülen mit Kondom, die beim Spannungspneumothorax bei der Erstversorgung eine Rolle spielen. Die zusätzliche Intubation des bewußtlosen Patienten sichert die vitalen Funktionen.

Ort der Punktion

Die Anlage der Drainage erfolgt entweder beim sitzenden oder liegenden Patienten. Sieht man von großen chronischen Ergüssen ab, die am sitzenden Patienten und nach Perkussion des tiefsten Punktes abpunktiert werden, so sind Hauptpunktionsstellen

- vorn: 3. ICR, zwei Querfinger lateral vom Sternokostalgelenk (**cave:** Verletzungen der Aa. mammariae internae!);
- beim liegenden Kranken vordere Axillarlinie, ein Querfinger unterhalb der Skapulaspitze beim 90° elevierten Arm.

Punktionstechnik

Nach der Rasur des Kranken und Abwaschen der Haut mit einem Desinfiziens beginnt der Arzt die chirurgische Hautdesinfektion. Der Arzt ist steril, d.h. Handschuhe und Krankenhauskleidung oder mit einem Kittel bekleidet. Mundtuch ist nicht unbedingt Voraussetzung, bei Bartträgern und langhaarigen Ärzten Mundtuch und Kopfbedeckung.

Das Pflegepersonal legt ein Einmalpapiertuch unter den Kranken. Abdeckung der Punktionsstelle mit einem kleinen (einmal verwendbaren) Lochtuch und Abdeckung des Überganges Lochtuch zum Bett oder Op-Tisch mit einem großen Tuch (auch Einmaltuch).

Beim wachen Patienten sollte wegen der derzeitigen Rechtsprechung ein Aufklärungsgespräch 24 h vor der Punktion erfolgen, in dem man den Kranken auf mögliche Fehler und Gefahren der Punktion hinweist. Dabei sollte man nie die Möglichkeit einer Zwerchfell-, Milz- oder Leberverletzung vergessen.

Es folgt dann die subkutane Injektion eines 1%igen Lokalanästhetikums (etwa 5 ml) an der Punktionsstelle. Man wechselt nunmehr die kleine Nadel gegen eine dickere und längere Injektionsnadel aus. Bereits hier sollte man an sog. Adapter denken, weil häufig noch in chirurgischen Abteilungen ältere Spritzsysteme, z.B. eine Zwei- oder Dreiwegespritze (nach Rotunda-Prinzip) existieren, die nicht auf das Luer-System umgestellt sind.

Mit der langen Injektionsnadel werden nunmehr nochmal 15–20 ml des Lokalanästhetikums in die Thoraxwand injiziert. Wichtig (von Ungeübten jedoch häufig vergessen) ist es, ein subpleurales Depot im Bereich der Pleura parietalis zu setzen, da hier zahlreiche Schmerzrezeptoren liegen. Man setzt dieses Depot, indem man bei der Injektion zunächst in den Pleuraraum vordringt, das erwartete Punktat eben aspiriert und die Nadel nur so wenig zurückzieht, daß man kein Aspirat mehr gewinnen kann.

Es folgen dann die Inzision der Haut (2 cm) und das Vorführen des Trokars. Der Druck muß unter leichten Drehbewegungen ausgeübt werden. Bei einfachen Druckvorgängen gelingt es bei muskelstarken Patienten oft nicht, die Thoraxwand zu durchbohren. Die Kraft muß dosiert werden, damit keine Stichverletzung der Lungen erfolgt. Nach der Perforation der gesamten Thoraxwand wird der Drain durch den Trokarmantel vorgeschoben. Entleert sich nun der Pleurainhalt, klemmt man den Drain ab. Nach der ausreichend tiefen Plazierung wird der Drain einmal vor und ein-

mal hinter dem Drainmantel abgeklemmt. Nach Entfernung des Trokarmantels oder des Trokars beim Einmaldrain schließt man das Ableitungssystem an.

In Notfällen genügen sterile Einmalurinbeutel. Planmäßig werden jedoch desinfizierte Absaug- und Pumpsysteme verwendet. Das Vorschieben und Fixieren des Drains setzt große Erfahrung voraus. Ungeübte sollten bereits zu diesem Zeitpunkt ein Durchleuchtungsgerät zur Kontrolle verwenden.

Die *Fixierung* des Drains (18–36 Ch.) soll mit zwei langen Fäden von außen erfolgen. Manche Schulen legen zusätzlich eine zirkuläre Tabaksbeutelnaht, um nach der Entfernung des Drains die Thoraxwand zu verschließen. In der Regel reicht aber ein Kompressionstupfer mit dichtem Klebematerial oder Pflaster aus.

Der Transport des Kranken auf eine Station darf nur mit zwei Klemmen, die den körpernahen Drainanteil verschließen, erfolgen.

Fehler und Gefahrenquellen bei der Thoraxdrainage

- Unsteriles Vorgehen.
- Nichtbeachtung der Punktionsstellen.
- Verletzung von Organen.
- Beim bewußtlosen Patienten können zentrale intrapulmonale Gefäße punktiert werden, die man als „Hämatothorax" interpretiert.
- Beim wachen Patienten wird zu wenig Lokalanästhetikum verwendet; es wird auch nicht lange genug auf die Wirkung des Lokalanästhetikums gewartet. Der den Schmerz erleidende Kranke verzieht durch Anspannen die Thoraxwandmuskulatur, so daß der Punktionsversuch oder der Versuch zur Anlage einer Drainage mißlingen.
- Der Drain wird zu tief vorgeschoben: Der Patient klagt über atemabhängigen Schmerz, Schulter-Armschmerz (apikale Fehllage), der Drain knickt ab.
- Das Vorschieben des **nicht abgeklemmten Drains** ist Grund für einen sekundären **Pneumothorax**.
- Fixation der Thoraxdrainage mit Transfixationsnähten, so daß der undichte Drain Luft zieht (Pneumothorax!).

- Transport des Patienten ohne Abklemmung der körpernahen Drainage: Abspringen der Klemmen, beim Umlagern Dekonnektierung des Verbindungsschlauches und Pneumothorax!
- Verwendung zu dünner Verbindungsstücke zwischen Thoraxdrain und Drainagesystem des Auffanggefäßes führt zur raschen Verlegung durch Blutgerinnsel.
- Verwendung zu dünner Drainagen.
- Verwendung von nicht markierten Auffangsystemen zur Messung der Ergußmenge.
- Unterlassung der Röntgenkontrolle **vor** und unmittelbar **nach** der Thoraxdrainage.
- Mangelhafte Wartung der Thoraxdrainage: täglicher Verbandwechsel, Überprüfung der Effektivität der Drainage!
- Verletzung der Aa. mammariae internae bei parasternalem Eingang.
- Verletzung von A., V. oder N. intercostalis bei dorsaler Punktion im Bereich des Collum costae.
- Vergebliche Punktionen bei zu hohem lateralen Eingang in der unteren Region der Achselhöhle. Man vergißt immer die erhebliche Rippenkrümmung in diesem Bereich, so daß der Trokar dorsal oder ventral am knöchernen Thorax vorbeirutschen kann und die Drainage subskapulär plaziert wird.
- Beim Anlegen in der hinteren Axillarlinie wird die Drainage zu weit dorsal plaziert, so daß der im Bett auf dem Rücken liegende Kranke den Drain abknicken muß.

Besonderheiten beim Hämatothorax, dem Pleuraempyem sowie bei Eingriffen an der Lunge s. S. 37 f.

Man zieht eine Drainage, wenn
- die Lunge mindestens 2 Tage ausgedehnt ist,
- der Erguß eben noch sichtbar ist, der Drain aber keine Flüssigkeit mehr fördert,
- das Mediastinum mittelständig bleibt,
- eine Fistel keine „**Luft zieht**",
- eine Blutung sistiert und der Kranke ohne Blutersatz konstante klinische und laborchemische Werte aufweist,
- die Drainage nachweislich verstopft ist,
- bei mehrkammerigen Sekretansammlungen, wovon nur einige drainiert wurden,
- bei unklarem Fieber und beginnendem Lungeninfiltrat (radiologischer Nachweis).

5 Drainage der Bauchhöhle

5.1 Leistungen des Peritoneums (P. Eckert)

Die Oberfläche des Bauchfells eines erwachsenen Menschen beträgt 1,7–2,0 m² [Eckert 1978; Kern 1979]. Die reale oder effektive Oberfläche des Peritoneums ist jedoch durch die Ausbildung von Pseudovilli unschätzbar groß. Das Bauchfell besteht aus einer Deckepithelschicht und einer Basalmembran. Diese Basalmembran weist enge Verflechtungen zum Blut- und Lymphkreislauf auf, wodurch die Resorptionsfähigkeit und die Exkretionsfunktion des Bauchfelles verständlich werden. Die Bauchhöhle resorbiert beispielsweise wasserlösliche Substanzen in einer Größenordnung von 10% des Körpergewichts eines erwachsenen Menschen in 24 h. Daß es sich nicht um rein passive Mechanismen handelt, kann bislang nur im Ansatz vermutet werden [Eckert 1978; Eckert et al. 1978, 1986]. Unter physiologischen Voraussetzungen kann man annehmen, daß die Membran „Peritoneum" eine Austauschmöglichkeit nach beiden Seiten bietet.

Große Eiweißkörper vom Typ der Immunglobuline IgG, IgA und IgM transferieren mit einer zeitlichen Verzögerung von einigen Stunden in beide Richtungen. Diese Untersuchungsergebnisse wurden mit spezifischen Antikörpern bei frisch operierten Patienten mit gut- und bösartigem Grundleiden erzielt [Eckert et al. 1986].

Anders verhält es sich bei der durch akute oder schwere postoperative Komplikationen ausgelösten Bauchfellveränderung. Die Membran scheint so schwer geschädigt zu werden, daß eine erhebliche Flüssigkeitsverschiebung aus dem Blut in die Basalmembran stattfindet. Kern [1979] und andere berechneten das „verlorene Volumen" wie folgt: Bei einer Gesamtoberfläche von 2 m² und einer Ödemdicke von 2 mm (Bauchfell) errechnet man 2 m² × 0,002 m = 0,004 m³, das sind 4 l Flüssigkeit. Diese Flüssigkeit verliert der Extrazellulärraum; das erklärt teilweise die Schocksymptomatik. Die Schädigungsmechanismen der Membran spielen nach eigenen Untersuchungen besonders bei „hormonaktiven" Entzündungen wie der akuten Pankreatitis, bei der intestinalen Ischämie und der schweren septischen Bauchfellentzündung (wie verschleppte tiefe Perforationsperitonitis, Nahtdehiszenz, Infektion nach Sectio caesarea u.a.) eine Rolle. Die bei schweren Infektionen freigesetzten Enzyme wie Kathepsin, Elastin und andere saure Phosphatasen erhöhen die Durchlässigkeit der Basalmembran und ermöglichen dadurch den Ausstrom eiweißreicher Flüssigkeiten, die erhebliche Mengen Wasser an sich gebunden haben.

Diese natürliche Resorptions- und Exkretionsleistung des Bauchfells hängt auch noch von der Anordnung und Dichte der Lymphgefäße ab (Otto 1976). Die laterale Bauchwand und der Douglas-Raum weisen geringere Lymphgefäßkonnexionen auf als beispielsweise das Zwerchfell, das große Netz und die Bauchfellanteile im Oberbauch. Diese anatomische Anordnung ist die natürlichste Erklärung für die von Halsted (1904) beschriebene „Abszeßstraße" (Abb. 5.1), die die möglichen und häufigsten Ausbreitungswege intraabdomineller Infektionen beschreibt.

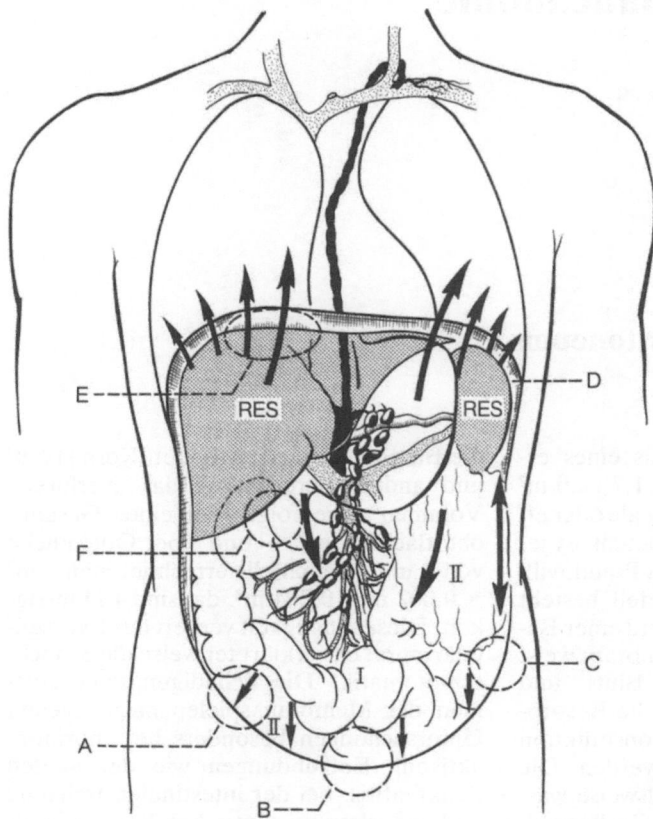

Abb. 5.1. Abszeßstraßen nach Halsted (1904). Erläuterungen s. Text

Zunächst gibt es aus anatomischen und physiologischen Gründen besondere Prädilektionsstellen intraabdominell, die durch die Buchstaben A−F gekennzeichnet sind:

A = perityphlitischer Abszeß (Appendizitis),

B = Douglas-Raum (Senkungs-, Abfluß-, Regionalabszesse),

C = perisigmoidaler Abszeß (Divertikulitis, M. Crohn, nephrogen),

D = Subphrenium li. (Pankreatitis, postoperative Abszesse),

E = subphrenische Abszesse (Leber, Pankreas, Magen, Gallenwege),

F = subhepatische Abszesse (Gallenwege, Leber, Magen, Pankreas).

Die Pfeile, die transdiaphragmal angeordnet sind, zeigen die Ausbreitung der Infektion über Lymphbahnen in den Thorax. Die großen Pfeile in der Mitte deuten die fortgeleiteten Abszesse zwischen den Dünndarmschlingen und längs der Radix mesenterii an (s. Kapitel 5.9).

Das unterschiedliche Resorptionsverhalten und dessen Abhängigkeit von den verschiedenen Krankheitszuständen des Bauchfelles erhärten die Erfahrungen 100jähriger Geschichte in der modernen Medizin. Mikulicz (1899), Halsted (1906), Körte (1897), Kirschner [1926] u.a. halten die Bauchhöhle deswegen zu Recht für „undrainierbar". Unterstützung finden diese älteren Erfahrungen durch die in den letzten Jahren angewendeten Verfahren zur „offenen Peritonitisbehandlung" mittels

– programmierter Peritoneallavage [Kern et al. 1983],

– offener Peritonealspülung [Pichlmayr et al. 1975],

– Etappenlavage mittels Tenckhoff-Katheter [Beger et al. 1981 u.a.] und

– Intervallspülung mittels Reißverschlußtechnik [Schreiber und Rehner 1972].

Alle Erfahrungsberichte stützen sich auf die Beobachtung, daß die ein- oder mehrfache Drainage mit oder ohne Spülung nach kurzer Zeit nur noch „Drainagestraßen" offenhält, was die Bildung von Bakteriennestern und Enzymansammlungen begünstigt und damit den toxischen Verlauf unterhält.

Das offene Debridement gibt dagegen die Möglichkeit, das „Multiorganversagen" zu vermeiden [Kern et al. 1983], auch ohne in zweitägigen Abständen zu drainieren. Im Gegensatz dazu stehen Erfahrungen einzelner, vor allem ausländischer Chirurgen (s. Kapitel 6.2).

5.2 Drainage nach Eingriffen am Magen (P. Eckert)

5.2.1 Nichtresezierende Verfahren

Vagotomie

Alle Formen der Vagotomie (STV, SPV und TV) bedürfen *keiner* Ableitung.

Wird die Vagotomie jedoch durch eine Pyloroplastik ergänzt, beginnt sofort das „Dilemma des Ungewissen". Trotz der gefürchteten Komplikation einer Magenwandnekrose der kleinen Kurvatur des Magens nach SPV halten aber die meisten Autoren eine Drainage für nicht indiziert (Tabelle 5.1).

Hat man den Eindruck eines schwierigen anatomischen Situs (z.B. große Adipositas), dann ist eine Drainage *immer* angebracht. Sie sollte weitlumig sein (24–30 Ch.) und wenigstens 2 Tage liegen bleiben. In der Regel ist nach dieser Zeit ein Drain verschlossen.

Andere nichtresezierende Verfahren

Die hohe Treffsicherheit der Endoskopie und anderer diagnostischer Verfahren hat die Anzahl dieser Eingriffe stark vermindert. Eine diagnostische Gastrotomie wird wohl nur noch zum Ausschluß einer schwer zu findenden Blutungsquelle angewendet.

Jede Gastrotomie oder Gastroenteroanastomose, besonders bei schweren Blutungen oder bei Karzinomkranken, bedarf der Drainage, weil hier „innere Wundheilungsstörungen" relativ häufig sind. Plastiken am Mageneingang ebenso wie Muskeldurchtrennungen am unteren ösophagealen Übergang sollten immer drainiert werden, da hier gar nicht so selten Nahtnekrosen, Wandischämie und unbeabsichtigte Verletzungen von Nachbarorganen (Milz) vorkommen.

5.2.2 Resezierende Verfahren

Resezierende Verfahren sind komplikationsträchtiger als nichtresezierende Verfahren (Tabelle 5.1).

Resektion und Rekonstruktion nach Billroth I

Die häufigsten Ursachen für Komplikationen sind bei diesem, viele Varianten aufweisenden, partiellen, kompletten und defektüberbrückenden Verfahren
- die ungenügende Mobilisation (nach Kocher; Duodenum),
- die unter Spannung „erzwungene" direkte Reanastomosierung und
- die ausgiebige Resektion des Magens bei unbekannter Gefäßversorgung, insbesondere beim alten Menschen (Arteriosklerose).

Alle genannten Möglichkeiten können zum Nahtbruch (Billroth'sche Jammerecke) führen.

Besondere Komplikationen finden sich bei Wiederholungseingriffen: das Ulkusrezidiv, das Magenstumpfkarzinom, die Refluxkrankheit, das Dumpingsyndrom u.v.a. (Tabelle 5.1).

Wiederholungseingriffe am Magen bergen generell erhöhte Risiken, weil man mit den Unwägbarkeiten einer beim Ersteingriff unbekannten Gefäßdurchtrennung, einer höheren postoperativen Pankreatitisrate sowie einer höheren primären Infektionsrate rechnen muß.

Resektion und Rekonstruktion nach Billroth II

Alle Überlegungen richten sich beim nichtorthograden Verfahren auf die Versorgung

Tabelle 5.1. Komplikationen nach Operationen am Magen

Unkompliziertes Ulkus	Nichtresezierendes Verfahren (SPV/STV/TV mit und ohne Drainage)	0,2– 2,0%
Kompliziertes Ulkus	Resezierende Verfahren	1,0– 3,0% (5,0%)
Subtotale und totale Magenresektionen wegen Karzinom	Subtotale (eigene Ergebnisse)	3,0%
	Totale (Gastrektomie)	10,0–20,0%
	Erweiterte Gastrektomie	10,0–30,0%
Palliative Eingriffe bei nichtresektionsfähigen Tumoren	Magenteilresektionen	7,0–30,0%
	Gastroenteroanastomosen	3,0–10,0%
	Umgehungsanastomosen	10,0–50,0%
	Intubationen	0 – 5,0%

des Duodenalstumpfes. Wenn sich auch die Problematik der Ulkuschirurgie in den letzten Jahren gewandelt hat (Tabelle 5.3), so muß in Zukunft doch wieder mit mehr Geschwürskranken gerechnet werden, die trotz moderner konservativer Therapie den Chirurgen aufsuchen müssen. In diesen Fällen ist die prä-, peri- und postoperative Vorsorge besonders zu beachten, um Komplikationen zu vermeiden. Die Häufigkeit der Duodenalstumpfinsuffizienz beträgt in großen Sammelstatistiken zwischen 1% und 3%.

Im Gegensatz zur Problematik des Duodenalstumpfes, die von verschiedenen Autoren heute kaum noch erwähnt wird, gilt allgemein, daß die Gastroenterostomie eine Nahtbruchfrequenz von weniger als 1% aufweist. Dies ist sicherlich richtig für die klassische Variante, die eine zu- und eine abführende Schlinge besitzt. Die Relationen ändern sich jedoch schlagartig, wenn man die Ergebnisse der heute wieder viel verwendeten Technik nach Roux berücksichtigt. Hier schwankt die Häufigkeit des Nahtbruches, der Infektionen und anderer Verwicklungen in Abhängigkeit zur Grundkrankheit sowie zum Grad der Komplikationen wie Penetration, Blutung und hämorrhagischer Schock. So konnte gezeigt werden, daß Kranke, die auf einer medizinischen Intensivstation vorbehandelt waren, eine signifikant höhere Letalität infolge zu lang extendierter „präoperativer Behandlung" des Patienten bei gleichzeitiger Vertrauensseligkeit in endoskopisch-sklerosierende Verfahren aufwiesen als ein

Kollektiv primär in der Chirurgie aufgenommener und dann operierter Patienten (Abb. 5.2).

Diesem Punkt muß deshalb besondere Aufmerksamkeit geschenkt werden, um

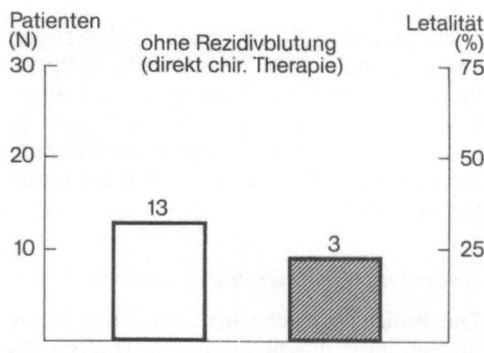

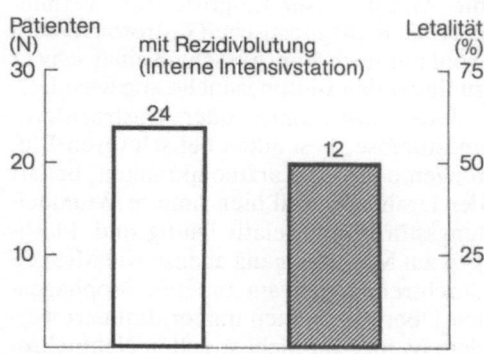

Abb. 5.2. Letalität gastrointestinaler Blutungen nach direkter chirurgischer und internistischer Behandlung

Tabelle 5.2. Gefährlichkeit einzelner Komplikationen [Pichelmaier 1979]

Von 1000 Patienten mit

Anastomosendehiszenz	sterben	62
Duodenalstumpfinsuffizienz	sterben	37
Pankreasbeteiligung	sterben	26
Blutung	sterben	15
		___
Gesamtzahl tödlicher Komplikationen		140

darzulegen, daß man bei Eingriffen am Magen die Drainage nicht wahllos einsetzen sollte (Tabelle 5.2).

Es gilt bisher, eine Magenresektion um so häufiger zu drainieren, je älter ein Kranker ist, je höher die Rekonstruktionsebene liegt und je mehr Faktoren einer Wundheilungsstörung gegeben sind.

5.2.3 Totale Gastrektomie

Hier sollte man ebenfalls Differenzierungen im Hinblick auf eine alleinige Gastrektomie und die sog. „erweiterte Gastrektomie" treffen. Gerade im letzten Beispiel, wo man meist älteren Kranken neben dem Organ selbst noch Milz, großes und kleines Netz und/oder Anteile der Bauchspeichel-

drüse entfernen muß, gilt der Drainagetechnik besonderes Augenmerk.

Neben der bilateralen intraabdominellen Drainage empfiehlt es sich zugleich, die gleichseitige intrathorakale Drainage (Bülau-Drainage) anzulegen.

Begründung: Es muß aus Gründen der Radikalität oft noch der untere Speiseröhrenanteil mitreseziert werden, so daß die Anastomose über den Bauchraum in das Mediastinum hinaufschlüpft.

Selbst nach einer sicheren intraabdominellen Reanastomosierung muß man in 30% der Fälle mit einem sympathischen Pleuraerguß rechnen. Dieser wird bei Affektionen der Bauchspeicheldrüse in verstärktem Maße auftreten (Tabelle 5.3).

Tabelle 5.3. Postoperative Pankreatitis (1. 1. 1978 bis 30. 6. 1982, Chirurgische Klinik, Städtische Kliniken der Stadt Saarbrücken)

Krankheiten der Risikogruppe		Auftreten einer postop. Pankreatitis
a) Magen/Duodenum	336 Patienten	4, davon 2 mit Ulkusblutung
(Wiederholungseingriffe)	62 Patienten	
b) Gallenwegserkrankungen	625 Patienten	5
(Wiederholungseingriffe)	137 Patienten	
(Transduodenale Papillotomien)	18 Patienten	
(Transduodenale Bougierungen)	162 Patienten	
c) Pankreaserkrankungen	131 Patienten	
(chirurgische Therapie)		
(Resektionen)	17 Patienten	4
(Pseudozysten)	21 Patienten	
d) Dünndarm/Dickdarm	1234 Patienten	
(Ileus)	68 Patienten	1
		___
		14

Es versteht sich von selbst, daß zu den intrakavitären Drainagen auch eine „innere Organdrainage" erfolgen muß. Der obere Gastrointestinaltrakt hat in der Regel eine kurze Atonie von 2 Tagen. In dieser Zeit produziert auch der verkleinerte Magen Flüssigkeit. Um eine dadurch entstehende Belastung frischer Nähte zu umgehen, ist die intraintestinale Sekretableitung nach dem Heberprinzip eine Selbstverständlichkeit. Die sofortige Entlastung fördert ihrerseits das Einsetzen der Motilität der glatten Muskulatur.

Diese intraintestinale Sondierung gilt auch für Eingriffe ohne Resektionen des Magens. Die tägliche Menge, die erwartungsgemäß bei regelhaftem Verlauf gefördert wird, liegt zwischen 400 und 600 ml/24 h. Hält diese Sekretion länger als 2 Tage an, oder vermehrt sie sich noch, muß eine frühe postoperative Störung ausgeschlossen werden.

Neben der Prüfung der Intaktheit chirurgischer Nähte mit Gastrografin kann man bei bestimmten Resektionsformen (Seo-Longmire-Gütgemann; Roux) den sistierenden Gallefluß als günstiges Zeichen werten (s. auch Kapitel 5.9 und 5.10).

5.3 Drainage nach Eingriffen an der Leber (P. Eckert)

Bei Eingriffen an der Leber variiert die Drainageart je nach Verletzungsgrad (Typ I–IV, s. Tabelle 5.4) und Zeit, die zur Verfügung steht, um einen polytraumatisierten Patienten, bei dem im Vordergrund oder zusätzlich noch andere Organverletzungen stehen, zu versorgen. Die isolierte Leberverletzung ist in Friedenszeiten selten.

Bei den einfachen Verletzungen (Typ I und Typ II) reichen in der Regel Umstechungen oder Fibrinklebungen.

Größere Traumen oder Resektionen im Rahmen von Tumorerkrankungen bedürfen einer gesonderten Versorgungstechnik, die unter dem Zeichen eines möglichst geringen Blutverlustes und kurzer Versorgungszeit steht.

Planmäßige Eingriffe werden ohnehin in einer Ischämie (Tourniquet des Ligamentum hepatoduodenale) durchgeführt, die eine zeitliche Limitierung vorsieht.

Bei schweren Polytraumen genügt oft die Umstechung größerer Blut- und Gallengefäße, um den Eingriff mit einer Mikulicz-Tamponade, die eine Drainwirkung besitzt, zu beenden. Bei solch großen Verletzungen empfiehlt es sich, Doppeldrainagen zu legen (Abb. 5.3), um frühzeitig das Auftreten einer zumeist lebensbedrohlichen Nachblutung zu erfassen. Die Mindest-

Tabelle 5.4. Verletzungstypen der Leber. [Nach Peiper 1981]

Typ I:	oberflächliche und glatte tiefe Rupturen
Typ II:	tiefe unkomplizierte Rupturen mit ausgedehnten Parenchymzerstörungen oder Teilabriß größerer Leberabschnitte
Teil III:	tiefe horizontale, einen oder beide Leberlappen betreffende Risse
Typ IV:	komplizierte Leberrupturen mit Verletzung des Ligamentum hepatoduodenale (große Gallengänge!) bzw. der Vena cava inferior oder der Lebervenen

Zusätzliche morphologische Kriterien:

• Subkapsuläre Ruptur
• Zentrale Rupturen (häufig begleitet von Hämobilie)
• Kapselrupturen mit Beteiligung des Leberparenchyms
• Totale Rupturen und Risse mit Parenchymquetschungen

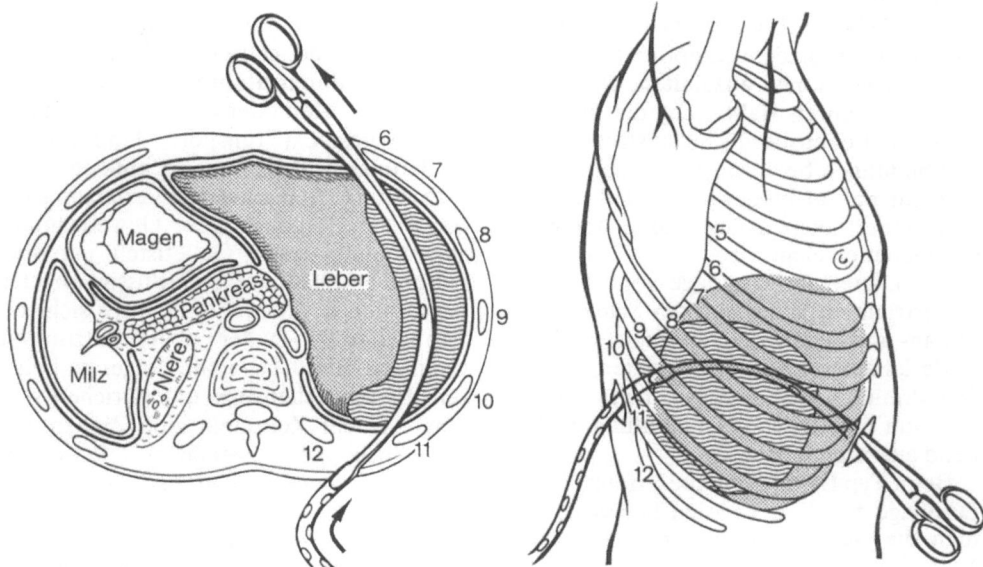

Abb. 5.3. Doppeldrainage der Leber

stärke des Drains sollte 36 Ch. betragen. Das zu versorgende Gebiet sollte sowohl nach dorsal und ventral, subphrenisch und subhepatisch drainiert werden. Zusätzliche Drainagen in der Nähe der unverletzten Milz links und parakolisch rechts sichern eine Nachblutung längs der Halsted'schen Straße (s. S. 52).

Bei der Entfernung der Drainagen nach Lebereingriffen muß an eine „gesetzmä-ßige" Nachblutung durch eine Nekrose im Resektionsgebiet ebenso gedacht werden wie an die doch überzufällig häufige Abszeßbildung im Randbezirk (Desquamationszone).

Die Letalität bei Leberverletzungen liegt zwischen 3% und 65% [Alexandre et al. 1976] und erreicht einen Mittelwert von 30% [Hollender und Marie 1981]. Die in einigen Mitteilungen angegebene niedrige Mortalität beruht auf dem hohen Anteil der perforierenden, isolierten Lebertraumen.

Die Zahl tödlicher Infektionen hat sich infolge der Anwendung perioperativ gegebener Breitbandantibiotika drastisch gesenkt. Die Sterblichkeit steigt naturgemäß in den Stadien III und IV an, weil diese vom Verletzungstyp her oft mit anderen schweren Organverletzungen einhergehen. In einer eigenen Studie [Raschke et al. 1972]

konnte gezeigt werden, daß mindestens 20% der Verletzten multitraumatisiert waren, d.h. mehr als drei bis vier verschiedene Verletzungen von Körperregionen oder Organhöhlen aufwiesen.

Die höchste Letalität findet sich bei jenen Patienten, die eine Kombination von Verletzungen der Leber und Vena cava inferior aufweisen.

Die häufigsten Komplikationen nach der Versorgung der Leberverletzungen sind die Nachblutung (20%), die Infektion im Oberbauch (15%) und die Abszeßbildung (10%). Dies ist nicht zufällig so. Schon seit langem ist bekannt, daß die Bedingungen, unter denen eine schwere Leberruptur operiert wird, oft mit einem schweren Schock des Patienten einhergehen. Gerade diese Schocksymptomatik führt zum Abfall der Gerinnungsfaktoren (und vieler anderer Faktoren) in der Leber und begünstigt daher nach der Auftransfusion ein Blutungsrezidiv. Es empfiehlt sich daher, neben der Mehrfachdrainage des rechten und linken Oberbauches eine zusätzliche Tamponade nach Mikulicz. Diese kann wahlweise mit Gazestreifen oder mit kleinen, markierten Bauchtüchern durchgeführt werden.

Baumwolle und andere Stoffe eignen sich gut zur Erstellung einer Grenzzone, weil sie das Fibrin und andere Faktoren binden und zum Gewebe der Leberfläche eine Lamelle aufbauen. Trotzdem empfiehlt es sich, diese Exsudationen abzuleiten, weil sie in der Regel durch Bakterien, die über die verletzte Leberoberfläche austreten, Abszeßbildungen begünstigen können. Es sei hier nur darauf hingewiesen, daß die Bildung einer solchen Grenzzone durch Fibrinkleber erreicht wird.

Die Dauer der Drainage von schweren Lebertraumen hängt von der Schwere der Organ- und der Begleitverletzungen ab.

Verletzungen vom Typ I sollten nur einfach drainiert und für 2 Tage belassen werden, um eine frische Nachblutung weitgehend auszuschließen.

Beim Typ II empfiehlt die Erfahrung, die Drainage für 4–6 Tage zu belassen, weil man die Nekrobiose im Grenzgebiet von Naht, Leberriß und Verklebungsmechanismus abwarten sollte. In jedem Fall – und dies erscheint heute unumgänglich – sollte vor dem Ziehen eines Drains der Oberbauch auf Flüssigkeitsansammlungen sonographisch oder computertomographisch hin geprüft werden.

Bei den schweren Leberverletzungen empfiehlt es sich generell, vor allem aber bei hohen Temperaturen und steigender Leukozytenzahl, eine regelmäßige sonographische und computertomographische Kontrolle durchzuführen, vorausgesetzt, daß diese Methodenwahl den Kranken nicht belastet (Transport, Umlagerung, Änderung der Beatmungstechnik etc.).

Da bei solchen schweren Verletzungsfolgen in der Regel größere Gewebeanteile abgestoßen werden, Gallefisteln persistieren und Späthämatome verflüssigt abgeleitet werden können, empfiehlt es sich, bei Typ III und Typ IV der Leberverletzung die Drainage für 10 Tage und länger zu belassen. Es muß allerdings unterstrichen werden, daß der Zeitpunkt zum Ziehen ausschließlich vom Zustand des Patienten, dem klinischen Verlauf und dem Erfahrungsgrad des Arztes abhängt.

Im übrigen sollte die Ziehung der Tamponaden immer vor der Entfernung der Drainage erfolgen, weil der Fremdkörper „Tuch" immer mit einer Peritonitis und vermehrter Exsudatbildung einhergeht. Empfehlenswert ist noch die Verwendung weicher Silikonschläuche mit weitem Lumen, weil sie eine „Drain-in-Drain-Spülung" bei Spätabszessen oder Kolliquationsnekrosen ermöglichen.

5.4 Drainage nach Eingriffen an den Gallenwegen (P. Brandt, E. Ungeheuer)

Das Für und Wider einer Drainage nach Operationen an den Gallenwegen ist in der Literatur, seit der ersten Cholezystektomie durch Carl Langenbruch, kaum noch zu übersehen. Im Vordergrund der Diskussion steht immer wieder die Frage, ob man bei gewissen Fällen, insbesondere nach komplikationsloser Entfernung der Gallenblase oder bei Steinleiden mit chronischer Cholezystitis, auf eine Drainage verzichten kann/soll oder nicht. Bei Entzündungsprozessen im Gallenblasenbereich sowie Eingriffen am Hauptgallengang war das Drainageproblem jedoch nur selten Gegenstand der Diskussion. Hier wurde meist konsequent drainiert.

Die sog. „ideale Cholezystektomie", also das drainagelose Operationsverfahren, wurde zunächst von Friedrich (1901), dann aber vor allem von v. Haberer (1914) gefordert. Ihrer Meinung nach bestehen die *Vorteile* des Bauchdeckenverschlusses *ohne* Röhrendrainage in

• geringem Wundschmerz und Krankheitsgefühl,
• schönerer Narbenbildung,
• geringer Zahl von Narbenhernien,
• Verkürzung der Krankenhausverweildauer.

Insbesondere diese letzte Tatsache veranlaßte skandinavische Autoren, immer noch die sog. „ideale Cholezystektomie" als Standardverfahren zu diskutieren.

Die Bedenken *gegen* einen vollständigen Wundverschluß berücksichtigen vor allem die Gefahr
• des Aufgehens des Zystikusstumpfes,

• der Nachblutung oder
• des Galleflusses aus dem Leberbett.

Die große Mehrheit der Chirurgen hielt es daher lange Zeit für sicherer, einen Drain *mit* zusätzlicher Tamponade und, nach heutiger Meinung, mindestens einen Drain einzulegen.

Die Funktion dieser Zieldrainage, mit ihrem „Auge" im Foramen Winslowii, die wir grundsätzlich aus der Wunde herausleiten, besteht lediglich in der Ableitung des Wundsekretes. Die gefürchtetste Komplikation in der Gallenchirurgie, nämlich die Ausbildung eines *Hämaskos* oder *Cholaskos,* kann durch den Drain allein nicht verhindert werden. Diese lebensbedrohlichen Bilder, die durch Schock oder Ausbildung einer Peritonitis charakterisiert sind, zu erkennen, bleibt allein der kritischen klinischen Untersuchung durch den Chirurgen vorbehalten. Die Drainage darf in dieser Hinsicht den Operateur nicht in Sicherheit wiegen.

In der Chirurgischen Klinik des Krankenhauses Nordwest in Frankfurt am Main wurden in 18 Jahren 11 493 Eingriffe am extrahepatischen Gallenwegssystem ausgeführt (Tabelle 5.5). Das Operationsgebiet wurde konsequent drainiert. Aufgrund unserer Erfahrungen ist die routinemäßige Einlage eines Gummidrains die zwingende Notwendigkeit zur Sicherung des postoperativen Krankheitsverlaufes. Nachteile für den Patienten gab es praktisch nicht. Kosmetisch unschöne Narben und Narbenhernien sind selten. Die Gesamtkrankenhausverweildauer betrug bei alleiniger Cholezystektomie 7,5 Tage bei einem Kostenfaktor von 1800 DM. Unter Berücksichtigung aller Cholezystektomien lag die Letalität unter 0,2%, die Komplikationsrate bei 0,5%. Eine Relaparotomie war in 0,1% erforderlich. Einzelergebnisse sind den Tabellen 5.6 und 5.7 zu entnehmen.

Nach dem bisher Gesagten ergibt sich für die Eingriffe an den Gallenwegen folgendes:

• Der Begriff der „idealen Cholezystektomie" sollte heute nur noch historischen Wert besitzen.
• Jede Gallenwegsoperation sollte routinemäßig drainiert werden.
• Nachteile für den Patienten gibt es durch die Drainage praktisch nicht, die Krankenhausverweildauer kann niedrig gehalten werden.
• Komplikationen können auch durch eine Wunddrainage nicht sicher verhindert werden.
• Die konsequente Einlage einer Zieldrainage, mit kritischer klinischer postoperativer Überwachung durch den Chirurgen, ist die beste Voraussetzung für eine Optimierung des Krankheitsverlaufes nach Eingriffen an den Gallenwegen.

Verfolgt man die Diskussionen über die Drainage und Drainagetechnik nach Eingriffen an den Gallenwegen, läßt sich feststellen, daß die Mehrzahl der Chirurgen die unkomplizierte Operation an der Gallenblase undrainiert läßt, alle anderen Eingriffe jedoch wie Gallengangsrevisionen, Gallengangseröffnungen zur radiologischen Darstellung und Druckmessung, Eingriffe an der Papille (Sphincter Oddi) mit und ohne Eröffnung des Duodenums sowie alle kontaminierten und eitrigen Erkrankungen der Gallenblase und Gallenwege drainiert.

Die Drainage der Wahl ist dabei eine Silikondrainage, obwohl auch hier nicht verschwiegen werden soll, daß sehr unterschiedliche Auffassungen über das Material und die Methode bestehen.

Tabelle 5.5. Aufschlüsselung der Eingriffe am Gallensystem in Relation zur Gesamtoperationszahl (1964–1981). (Chirurgische Klinik, Krankenhaus Nordwest, Frankfurt/Main)

Gesamtoperationszahl	76 111	100%
Gallenwegsoperationen	11 493	15,1%
benigne	11 279	98,2%
maligne	214	1,8%

Tabelle 5.6. Häufigkeit und Letalität von Gallenwegseingriffen (1964–1981).
(Chirurgische Klinik, Krankenhaus Nordwest, Frankfurt/Main)

Operation	Zahl	Eingriffe (%)	Letalität (%)
Ersteingriffe	10 758	95,3	0,5
Cholezystektomie	8 821	82,0	0,2
Cholezystektomie und Choledochusrevision	1 937	18,0	1,8
Zweit-/Mehrfacheingriffe mit biliodigestiven Anastomosen	521	4,7	4,8

Tabelle 5.7. Cholezystektomien mit Drainage (1964–1981). (Chirurgische Klinik, Krankenhaus Nordwest, Frankfurt/Main)

Cholezystektomien	8821
Drainagen	100%
Letalität	0,2%
Komplikationen (Peritonitis, Blutung, Abszeß)	0,5%
Relaparotomie	0,1%

5.5 Drainage nach Eingriffen am Pankreas (P. Eckert)

Kein Organ der Bauchhöhle ist von größerer Vulnerabilität als die Bauchspeicheldrüse. Der hohe Gehalt an Enzymen, der zur Selbstandauung führen kann, zwingt den Chirurgen nach Eingriffen an der Bauchspeicheldrüse zu einer besonderen Drainagetechnik.

Die eigenen Erfahrungen stützen sich auf 325 Eingriffe, die in den Jahren 1978–1985 wegen Erkrankung oder Verletzung des Organs durchgeführt werden mußten. Im Vordergrund stehen das Pankreaskarzinom, gefolgt von entzündlichen Krankheiten und intraoperativen Resektionen bei Karzinombefall sowie Verletzungen (Tabelle 5.8).

Die Maßnahmen zur Drainage sind bei den verschiedenen Krankheiten unterschiedlich und bedürfen einer getrennten Betrachtung.

5.5.1 Akute Pankreatitis und Pankreasverletzungen (Abb. 5.4–5.6)

Unter diesen Diagnosen werden selbstverständlich nur diejenigen Eingriffe verstanden, die der Klassifizierung nach (Alexandre et al. [1976], Hollender et al. [1981], Kuemmerle et al. [1975]) dem schweren akuten Stadium der Pankreasnekrose mit Blutung und Schocksymptomatik entsprechen (Stadium III). Die Indikationen sind totale Pankreasnekrose mit Sepsis, Kreislaufschock, mechanisch-toxischem Ileus und alle konsekutiven Komplikationen des Abdomens, der Lungen und der Nieren.

Tabelle 5.8. Eingriffe am Pankreas in der Chirurgischen Klinik, Städtische Kliniken Saarbrücken, Abteilung für Allgemeine Chirurgie, in der Zeit vom 1. 3. 1978–30. 6. 1985

1. Akute Pankreatitis	59 Pat.	Drainage, Kapsulotomien, Abszesse, Nekrosektomien, Ileus, Peritonitis
2. Chronische Pankreatitis	78 Pat.	Resektionen, Marsupialisationen, Umgehungen, biliodigestive Anastomosen, Wiederholungseingriffe
3. Pankreaskarzinom	136 Pat.	Resektionen, totale Duodenopankreatomien, diagnostische Laparotomien, Umgehungsanastomosen, PE
4. Verletzungen	18 Pat.	Resektionen, Anastomosen, Drainage, Blutstillung
5. Sonstiges	34 Pat.	Mitresektionen Magenkarzinom, gutartige Tumoren, echte Zysten

Die vor Jahren vorgeschlagenen Pankreatektomien sind wegen der großen Letalität verlassen worden. Derzeit stehen die Nekrosektomie, auch Digitoklasie genannt, und die Kapsulotomie im Vordergrund. Diese scheinbar einfachen Maßnahmen können eine hohe Komplikationsstufe dadurch erhalten, daß bei der Entfernung total nekrotischen Gewebes Gefäße einreißen (letztere haben aufgrund ihrer biochemischen Struktur eine größere Resistenz gegen die lysosomalen und pankreopriven Enzyme).

Der Oberbauch wird mehrfach drainiert:
1. subhepatisch rechts bis an den Korpusbereich durch das Foramen Winslowii,
2. subphrenisch links in den retrolienalen Raum bis an das Crus sinistrum der Pars lumbalis des Zwerchfells (dorsal tiefster Punkt),
3. Spülung der Bauchhöhle oder Dauerspülung der Bauchhöhle oder Vorbereitung zur planmäßigen Relaparotomie – „programmierte Peritoneallavage".

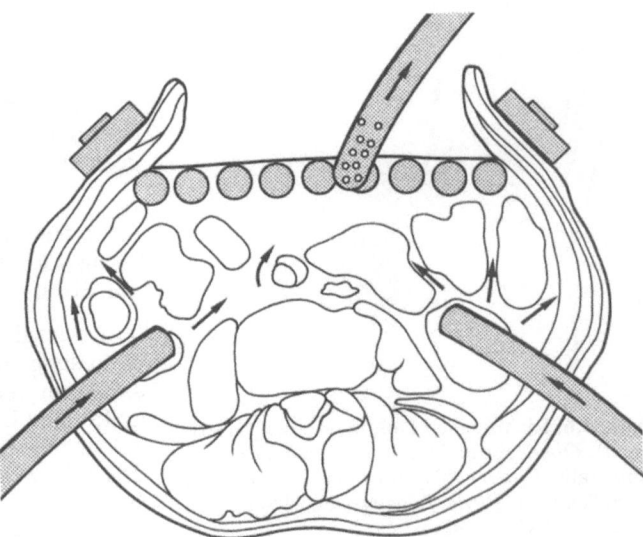

Abb. 5.4. Offene Spüldrainage bei akuter Pankreatitis und Peritonitis. Die Bauchhöhle wird nur durch ein Teflonnetz oder mittels „Palisadendrains" passager verschlossen. [Nach E. Guthy]

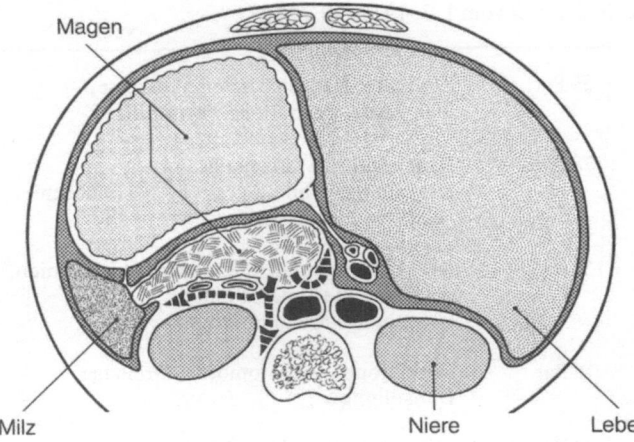

Magen

Milz   Niere   Leber

Abb. 5.5. Retroperitoneale
Nekrosestraßen (Querschnitt).
[Nach Hollender und Marie
1981]

Das gleiche oder ähnliche Verfahren lassen sich in abgewandelter Weise auch bei den seltenen Pankreasquetschungen nach Trauma anwenden.

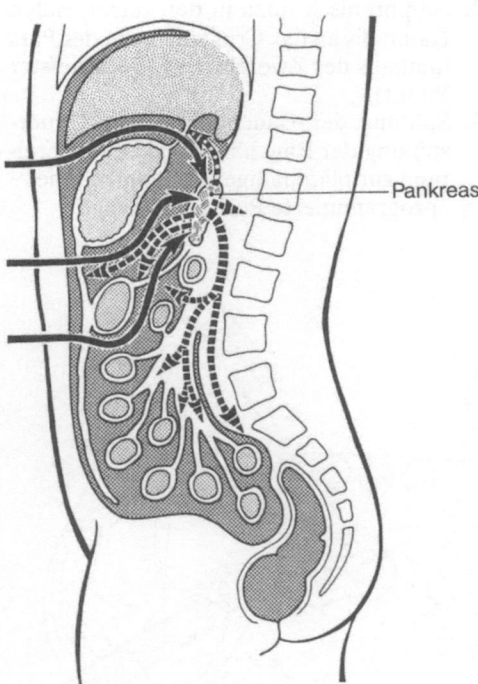

Pankreas

Abb. 5.6. Richtung der Nekrosestraßen (gestrichelt). *Obere Pfeile:* Durchbruch in die Bursa omentalis. *Unterer Pfeil:* retroperitoneale Diffusion. *Schwarze Pfeile:* Zugangswege. [Nach Hollender und Marie 1981]

Das schwierige Problem der Drainageanwendung und der Drainagetechnik ist, daß es keine festen Regeln, sondern nur Richtlinien geben kann. Es ist daher empfehlenswert, die Drainagen anzulegen und sie beim regelrechten Heilungsprozeß sehr rasch zu ziehen. Gerade bei der Pankreasnekrose und den -verletzungen sind spätere Nachblutungen, auch durch Spülbehandlung, Spätabszesse und mechanischer Darmverschluß trotz günstiger Prognose nicht selten.

Das Ziehen der Drainagen hängt wie überall vom Verlauf ab. Sonographie und Computertomographie sind hilfreich, ja sogar unbedingte Voraussetzung zum Ausschluß versteckter Retentionsabszesse oder anderer Abszeßstraßen. Der belassene Drain läßt sich als „Punktionsweg" für eine zusätzliche Abszeßentleerung ohne Relaparotomie nutzen. Dies um so mehr, seitdem man mittels Schall und Röntgenstrahl gezielte Punktionen vornehmen kann.

5.5.2 Resektionen des Pankreas bei chronischer Entzündung und Karzinom von distal

Trotz ausgiebiger Resektion mit und ohne Belassung der Milz handelt es sich insgesamt um relativ komplikationsarme Eingriffe. Die Letalität liegt daher auch in Kliniken mit großer Operationsfrequenz um 5% und weniger. Die Komplikationen allerdings nehmen auch nach distaler Resektion drastisch zu, wenn man eine intraoperative radiologische Behandlung bei bestimmten Pankreaskarzinomen vornimmt. Nach den Erfahrungen der Mayo-Klinik (Rochester) steigt die Letalität auf 30–50% an.

Die häufigsten Komplikationen sind Nachblutungen aus der Milzvene oder anderen teilweise retroperitonealen Gefäßen, Spätabszesse, Pankreatitis im Restorgan (Gefäßanomalien) und Nekrosen der Magenwand respektive des linken Kolons.

Aus diesem Grund – dies gilt auch für selten indizierte Marsupialisationen – sollte immer eine links subphrenische dicke Drainage und eine zusätzliche dünnere Drainage unterhalb der Kontaktfläche im medialen Pankreasanteil vorgenommen werden.

Das Pankreas wird gedeckt durch
a) Jejunum,
b) großes Netz,
c) Fibrinkleber,
d) nach Gangokklusion = 0,
e) bei Abfluß = 0.

Welche der aufgeführten Methoden zur Abdeckung des proximalbelassenen Pankreas verwendet wird, bestimmt das klinische Krankheitsbild. Wegen der Gefahr von Pankreas- und Lymphfisteln (selten) sollte weiches Drainagematerial benutzt werden, wobei man schrittweise den größeren Drain durch einen 2–3 Ch. dünneren Drain ersetzt. Bei dieser Verfahrenswahl gelingt es, durch den um den Drain gebildeten Granulationszylinder auch Fisteln zu verschließen.

Mußte aus pathologischen oder technischen Gründen die Milz mit entfernt werden, entsteht eine relativ große Höhle, die oft sekundäre Nekrosenanteile, Fibrinbrocken oder Hämatomreste enthält. Unsere Erfahrung ist die, daß hier durch eine dickere Drainage, eine Katheter-in-Katheter-Technik und Dauerspülung von 2–3 Tagen eine bleibende Säuberung der Höhle erzielt werden kann.

Hingewiesen werden soll stets auf die Möglichkeit einer zusätzlichen Pleuradrainage, insbesondere dann, wenn die Milz übergroß war oder das Organ eine breite peritoneale Aufhängung und Kontakt zum dorsalen phrenikolienalen Aufhängeapparat besaß. In diesen Fällen kann bereits intraoperativ eine dünne intrathorakale Drai-

nage für wenige Tage gelegt werden, um einen Erguß, den man ja radiologisch oft erst später entdeckt, vorbeugend zu behandeln.

5.5.3 Resektion des proximalen Pankreas (Abb. 5.7)

Die Hauptindikationen sind gut- und bösartige Tumoren. In Ausnahmefällen reseziert man auch beim chronisch indurierten Pankreaskopf denselben unter Belassung des Duodenums. Die Spielbreite der Erfahrung zeigt, daß die Letalität nach diesem Verfahren ansteigt und um 20% liegt. Häufigste Komplikationen sind Blutung, Randzonenpankreatitis (bei der proximalen Resektion werden mehr Blutgefäße zur Organversorgung durchtrennt als bei der distalen Resektion) und der Nahtbruch der verschiedenen Reanastomosen bei der Duodenopankreatektomie.

Die Letalität ist bei den proximalen Teilresektionen höher als bei der totalen Entfernung des Organs, allerdings auf Kosten des Diabetes mellitus. Dies impliziert den autozytolytischen Mechanismus am Pankreas, der durch intraoperativ immer eingeschleuste Keime, durch Darmkeime, auch nach der Operation über eine Aktivierung

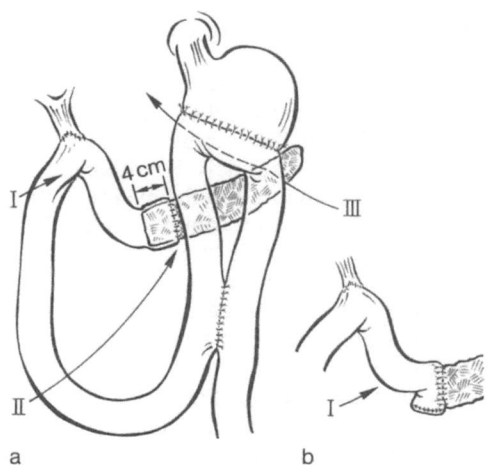

Abb. 5.7a und b. Partielle Duodenopankreatektomie. Situs nach Duodeno-Pankreaskopfresektion mit Braun-Anastomose. **a** Terminoterminale, **b** terminolaterale Pankreatikojejunostomie. I, II, III: Drainagemöglichkeiten. [Nach Hollender und Marie 1981]

des Komplements zur Selbstandauung des
Pankreas führt.

Dies dürfte nach den modernen Erkenntnissen der Zusammenhänge von Immuno-
logie und Entzündung die einzig plausible
Erklärung sein, die auch international aner-
kannt wird.

Sie ist im übrigen auch die einzige Deu-
tung zur Entstehung der postoperativen
Pankreatitis, die trotz rückläufiger Tendenz noch immer eine beachtliche Rolle
spielt.

Die Drainagen bei der proximalen Resektion richten sich nach der Lage und der
Zahl der Reanastomosen im Dünndarm-,
Magen-, Pankreas- und Gallenwegsbe-
reich.

Zu den wichtigsten postoperativen Komplikationen gehören die Pankreasfistel, die
Restpankreatitis, die Gallen- und die Ma-
genfistel.

5.5.4 Sonstige Verfahren bei Erkran-
kungen des Pankreas (Abb. 5.8)

Bis zum heutigen Tage ist trotz verbesserter
Diagnostik das palliative Verfahren der
Umgehungsanastomose bei inoperablem
(nicht resektionsfähigem) Pankreaskopf-
karzinom das Verfahren der Wahl. Gallengang und Magen werden mit einer nach
Roux oder Braun ausgeschalteten Jejunumschlinge endständig oder seitlich ana-
stomosiert.

Die Komplikationsrate ist in allen diesen
Fällen nicht unbeträchtlich, da es sich um
fortgeschrittene Karzinomstadien oder inoperable Kranke handelt. Komplikationen
der Wundheilung sind auch bei einer palliativen Umgehungsanastomose relativ häufig, obwohl „nur wenig operiert" wurde. Es
ist daher wichtig, die Drainagen in die Nähe
der Anastomosen zu legen, um einer Ausbreitung der „kleinen" Komplikation vorzubeugen.

Bei einem jüngeren Patienten mit einer
Pseudozyste oder einem kleinen, gutartigen Tumor ist es durchaus möglich, das Abdomen undrainiert zu verschließen.

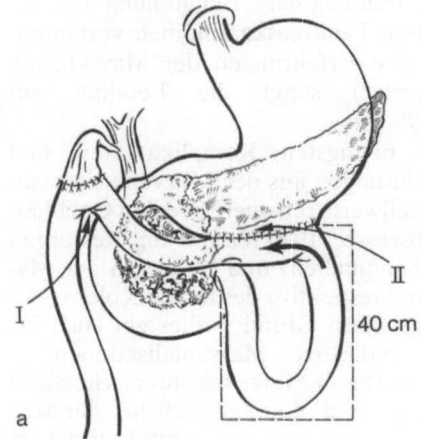

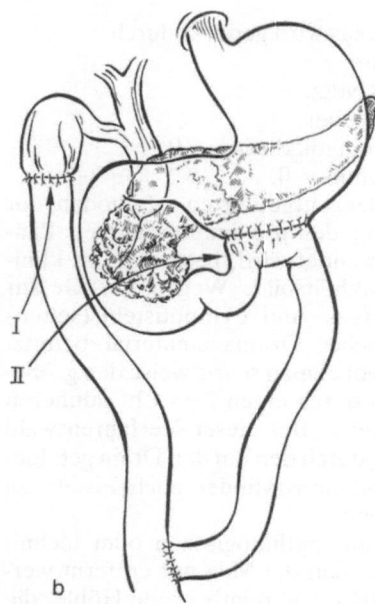

Abb. 5.8a und b. Drainagewege bei palliativen
Verfahren (I und II).
a Isoperistaltische Gastroenterostomie mit Cho-
lezystojejunostomie bei inoperablem Pankreas-
kopfkarzinom.
b Breite Abtragung der Gallenblase mit
Anschneiden des erweiterten Hepatikocholedo-
chus. [Nach Hollender und Marie 1981]

5.6 Drainage nach Eingriffen an der Milz (P. Eckert)

Die Indikationen zur Splenektomie haben sich in den letzten zwei Jahren grundlegend geändert. Drei Gründe sprechen dafür, das Organ zu erhalten:

1. Die Milz besitzt im Rahmen der Immunabwehr gewisse „Steuerungsaufgaben". Dabei handelt es sich um eine Stimulierung jener Lymphozyten, die das Immunglobulin M bilden.
2. Die Erfahrung hat gezeigt, daß besonders im Kindesalter die Splenektomie zu Pneumonien führt, die hohe Sterblichkeitsraten besitzen. Haupterreger ist die Klebsiellagruppe.
3. Die automatische Entfernung oder auch Teilresektion der Milz bei Karzinomen der Oberbauchorgane hat zu keiner verbesserten Überlebensrate geführt. Deshalb wurde in den meisten Fällen von diesem Eingriff Abstand genommen.

Die Letalität nach Splenektomie wegen eines Unfalls oder bei Eingriffen am Magen ist gering. Sie liegt um 0,5%. Voraussetzung für dieses gute Resultat ist jedoch, daß der Patient vorher gesund und in bezug auf sein Immunsystem nur geringfügig geschwächt gewesen ist. Im Kindesalter beträgt die Letalität nach Splenektomie deshalb etwa 1%.

Muß man bei Systemerkrankungen wegen einer Thalassämie, einer idiopathischen thrombozytopenischen Purpura oder bei Krankheiten des retikuloendothelialen Systems splenektomieren, dann beträgt die Sterblichkeit 9%.

Hauptkomplikationen sind die Nachblutung aus dem Milzbett und die postoperativen Infektionen. Früher, als man aus verschiedensten Gründen bei der portalen Hypertension splenektomierte, war die schwere Nachblutung die gefürchtetste aller tödlichen Komplikationen. Heute wird unter dem Eindruck schwerwiegender Infektionen nach der Splenektomie eine ausgiebige Doppeldrainage empfohlen.

Ein weiterer Aspekt kommt noch hinzu. Das Organ hat als spezifisches Filtersystem des Lymphkreislaufes zahlreiche auch retroperitoneale Verbindungen, die es ermöglichen, daß sich sog. sympathische pleurale Ergüsse der gleichen und der Gegenseite bilden (Abb. 5.9). Die Ergüsse müssen abgeleitet werden, da sie enzym- und zellreich sind und somit eine Entzün-

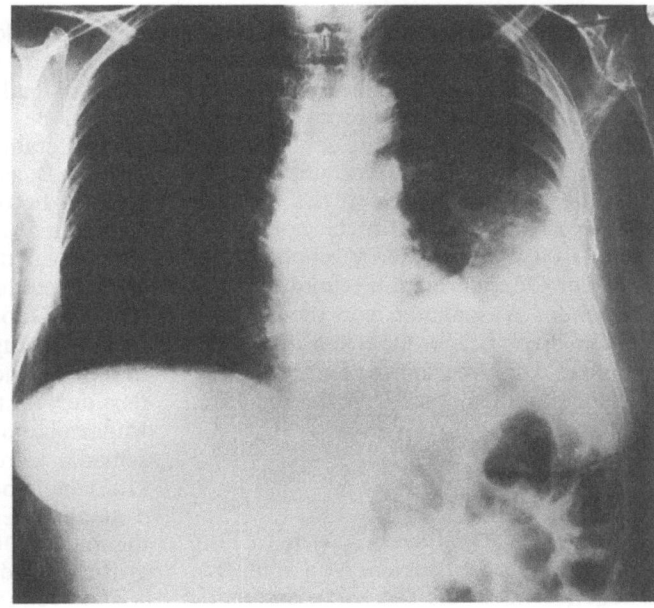

Abb. 5.9. Charakteristischer linksseitiger Pleuraerguß nach Splenektomie bei chronischer Pankreatitis. Milz und distaler Pankreas mußten wegen einer proximalen Gangobliteration reseziert und der Korpusanteil mit einer Jejunumschlinge gedeckt werden. Nach dem 3. postoperativen Tag bildete sich der Erguß, der wegen der Rezidivgefahr immer mittels Bülau-Drainage behandelt werden soll

dung begünstigen [Eckert und Eichfuss 1978].

In den letzten fünf Jahren hat sich in den Fällen, in denen es zu verantworten ist, die Meinung durchgesetzt, die Milz zu erhalten. Hauptindikationen für eine Entfernung der Milz sind die iatrogene zufällige Verletzung anläßlich einer Oberbauchoperation und die traumatische Milzruptur. Der Fibrinkleber, wenn auch umstritten, hat dazu beigetragen, eine Organerhaltung zu erzielen [Scheele 1984].

Nach unseren Erfahrungen belassen wir die Drainage 4−6 Tage, weil sich danach nur noch sehr selten lebensbedrohliche Komplikationen entwickeln. Das Ziel der Drainage der Milzloge ist:
1. Erkennung einer frühen Nachblutung.
2. Ableitung meist reichlicher Sekretmengen.
3. Ableitung von Flüssigkeit und Früherkennung einer postoperativen Pankreatitis.
4. Sehr selten zeigt die Drainage einen Defekt in der Magen- oder Kolonwand an.

Husemann (persönliche Mitteilung) lehnt besonders im Zusammenhang mit der Drainage der Milzloge − auch bei noch intaktem Organ − die herkömmlichen Gummi- oder Plastikdrainagerohre ab. Zu den bereits aufgeführten Gründen addiert man die aufsteigende Infektion und den intestinalen Prolaps bei zu großen Drainagelöchern.

Beide können vorkommen, sind aber als Sonderfälle zu betrachten. Aufgrund von Untersuchungen an der Universitätsklinik Erlangen kommt der Autor zu dem Ergebnis, daß die Schwerkraftdrainage mit einem Einwegventil und einem auswechselbaren Sekretbeutel keine der aufgeführten Komplikationen begünstigen würde. Während man bei der konventionellen Drainage im Durchschnitt 218 ml/9 Tage förderte, konnte man mit dem dünneren Plastiksystem nach Robinson im Durchschnitt 333 ml/9 Tage gewinnen. Besonderen Wert legte der Autor auf seine Beobachtung, daß die Schwerkraftdrainage nach 4−6 Tagen, zu einem Zeitpunkt, wo mit einem zweiten Abflußgipfel gerechnet werden muß, noch offen ist.

Gründe, die gegen eine 4−6 Tage überschreitende Drainage im linken Oberbauch sprechen, werden in Kapitel 5.10 aufgeführt.

5.7 Drainagen bei Dünndarmanastomosen (P. Eckert)

Anastomosen im Dünndarmbereich bedürfen selten einer speziellen Drainage, wenn es sich um isolierte Übernähungen oder Reanastomosierungen am ansonsten gesunden Darm handelt. Die Rate der Nahtinsuffizienz dürfte zwischen 0,3% und maximal 1,0% liegen. Vermutlich ist die Rate klinisch ineffektiver Nahtbrüche höher. Der Grund ist in einer raschen Verklebungstendenz der Dünndarmanteile untereinander zu suchen. Ausnahmen von diesen allgemeinen Erfahrungen machen das Duodenum und die Abschnitte vom Dünndarm, die eine pathologische Veränderung erfahren haben.

5.7.1 Das Duodenum

Eingriffe am Duodenum werden häufig durchgeführt. Sie reichen von einfachen Duodenotomien bis hin zu segmentalen und subtotalen Resektionen wegen Tumoren, Divertikeln und Erkrankungen des terminalen Gallenganges sowie des Pankreaskopfes.

Die Letalität nach einfachen Duodenotomien (z.B. zur Revision einer Gallengangspapille) betrug noch vor wenigen Jahren zwischen 5% und 10%. Dies hat sich zwar inzwischen drastisch geändert, da einmal grundlegende Verbesserungen in der Technik der Duodenotomie und in der Nahttechnik dazugekommen sind und zum anderen die Endoskopie ihren Beitrag besonders dort leistet, wo dem Chirurgen bislang Mißerfolge aus biologischen Gründen beschieden waren. Trotzdem bleibt ein großes Dunkelfeld bestehen, so daß eine kurze zusammenfassende Darstellung der Notwendigkeit der Drainage gerade bei diesen Eingriffen erforderlich scheint.

Die Frequenz der transduodenalen Eingriffe an der Papille wegen Sklerosen und Steineinklemmungen beträgt im chirurgischen Krankengut großer Kliniken um 1%. Sie sind dort noch immer notwendig, wo endoskopischen Methoden Grenzen gesetzt sind:

- Narben im papillotomierten Sphinkterbereich,
- Verdacht auf maligne Entartung im Papillenbereich,
- zurückgelassenes oder sekundär deszendiertes übergroßes Konkrement (mehr als 1 cm),
- Komplikationen der endoskopischen Eingriffe, Blutung, Perforationen u.a.,
- pathophysiologisch wirksame, periampulläre Divertikel,
- ausgeprägte Papillensklerose, die zudem langstreckig ist: offene Papillotomie.

Die Technik der Duodenotomie wurde häufig beschrieben. Faßt man die Literatur zusammen, sind sich alle einig, daß aus anatomischen Gründen die quere Inzision und die längsverlaufende Naht die Mittel der Wahl sind.

Voraussetzungen zur Vermeidung von Nahtbrüchen:

- ausgiebige Mobilisation nach Kocher oder Clairmont;
- quere Inzision und schonende Behandlung der Duodenalränder, die beim Auseinanderhalten leicht reißen;
- einreihige, adaptierende Nahttechnik beim Verschluß der Duodenotomie, wobei die quere Inzision immer zur Vermeidung von Narben und konsekutiven Strukturen längs verschlossen werden sollte;
- unter Verwendung von großem Netz (retrokolisch-transmesokolisch hochgeschlagen) oder durch die vorher durch Mobilisation frei gewordene Plica duodenomesocolica kann man zusätzlich eine Nahtdeckung erzielen;
- Anwendung von Fibrinklebern zur Nahtsicherung im Einzelfall.

Die größere Duodenotomie sollte **immer** eine äußere und innere Drainage für einige Tage (4–6) nach sich ziehen, weil sich entweder eine Dünndarmfistel entwickelt oder aber, bei größerem Defekt, eine transgastrale-transduodenale Sonde nicht nur zur Ableitung, sondern zur alsbaldigen oralen Sondenernährung dienen kann.

Die noch vor 10 Jahren übliche 14tägige Infusionstherapie sollte der Vergangenheit angehören.

Bei zahlreichen Eingriffen an der Papille oder am Gallengang ist die Kehr'sche T-Drainage dringend zu empfehlen.

Indikationen zur T-Drainage

- Stauung durch Schwellung nach Eingriffen an der Papille wegen der Möglichkeit einer akuten, postoperativen Pankreatitis (sog. Opie-Syndrom),
- Stauungsgefahr und Nahtbruch nach Choledochotomien,
- Verletzungen des Gallenganges iatrogen und traumatisch,
- Rekonstruktionen von Gallengängen bei Pankreaskopfresektionen oder periampullären Karzinomen oder Papillenkarzinomen,
- nach schwierigen Rekonstruktionen von Magenresektionen, z.B. tiefsitzendes Ulcus duodeni der Hinterwand etc.

Die T-Drainage ist bei richtiger Handhabung und Verwendung von dünnem resorbierbaren Nahtmaterial heute eine gefahrlose Methode. Allerdings muß diese T-Drainage durch einen zweiten Drain zusätzlich entlastet werden, um die in mehr als 5% transitorischen Gallenfisteln nach dem Ziehen sich nicht zu subhepatischen Abszessen entwickeln zu lassen [Hess 1961; Schriefers 1969; Tondelli 1981].

Nach Duodenotomien besteht eine relative Indikation zur T-Drainage dann, wenn es sich z.B. um Übernähungen nach Duodenalperforationen infolge endoskopischer Polypektomie oder Probeexzisionen handelt. Die generelle Anwendung des T-Drains, wie sie Hollender noch 1978 bei der akuten Pankreatitis gefordert hat, wird jetzt nur noch bei nachgewiesener Papillenstenose oder eingeklemmtem Gallenstein **und** akuter Pankreatitis empfohlen.

Die eigenen Erfahrungen haben gelehrt, daß man gerade beim Duodenum einmal mehr drainieren sollte, wobei je nach der Lage der Rekonstruktion die Drainage auch parakolisch zwischen Duodenalquerteil und Kolon in das Fach der Plica duodenomesocolica gelegt werden kann. Die generelle Einlage des Drains in das Foramen Winslowii sollte im Einzelfall umgangen werden.

5.7.2 Chronisch geschädigter Dünndarm

Chronische Schädigungen liegen vor

- bei chronisch inkomplettem Ileus mit prästenotischer Darmwandhypertrophie und -dilatation,
- bei chronischen Entzündungen,
- bei stattgehabter Strahlentherapie (Lymphoblastome, gynäkologische Tumoren, Rektumkarzinom),
- bei immunsuppressiver Therapie und allgemeiner Wundheilungsstörung.

Der *chronisch inkomplette Ileus,* wie z.B. nach jahrelang bestehenden Briden oder einem durch einen gutartigen Tumor bedingten Invaginationsileus, führt zu aboralen, mitunter grotesk anmutenden Darmerweiterungen. Diese erweiterten Därme verlieren an Kontraktionsfähigkeit und erinnern oft an schlaffe, lederne Weinbeutel. Selten erholen sich solche Gebilde, die durch eine Gefügezerstörung ihre Kontraktilität einbüßen. Die Därme sind in ihrer Wundheilung gestört, denn trotz ausreichender Nahttechnik und Deckungsmanövern werden immer wieder Leckagen beobachtet. Die Störungen im Bereich der Anastomosen sind nicht zuletzt eine Folge des gestörten Flüssigkeitstransportes in diesen Därmen. Die Flüssigkeitsresorptionsstörungen manifestieren sich in großen „Ingestabeuteln", die schwerkraftmäßig durch das hohe Eigengewicht den anastomosierten Darm zerreißen können. Diese Därme – man kann nicht immer konsequent alle Anteile resezieren – müssen intraabdominell zweifach und innerlich geschient werden (s. Kapitel 5.11). Es gehört ein hohes Maß an Erfahrung dazu, in den richtigen Abschnitten zu resezieren und eine Naht durchzuführen.

Die meisten *chronisch entzündlichen Darmerkrankungen* zeigen eine gute Wundheilung, obwohl sie eher granulomatös und nicht akut bzw. primär verläuft. Chronische Entzündungen des Darmes werden durch Bakterien und Viren hervorgerufen, die primär nicht sofort „verdaut" werden können [Eckert et al. 1986]. Sie hemmen die initialen Mechanismen der intrazellulären Zytolyse, aktivieren aber die antikörperabhängigen Immunvorgänge. Dies hat zur Folge, daß bei vielen chronischen Darmerkrankungen, so auch beim Morbus Crohn, aber auch bei 2–3 Wochen schwelenden Entzündungen die Wundheilungstendenz besser erscheint als bei foudroyant verlaufenden akuten Entzündungen wie der schweren diffusen Peritonitis. Der Unterschied liegt darin, daß bei der diffusen Peritonitis alle phagozytierenden Zellen vom Typ der Lymphozyten, Granulozyten und Makrophagen bei der Beseitigung von Fremdmaterial zerstört werden und die dadurch in hohen Konzentrationen freigesetzten lysosomalen Enzyme die Anastomosen zerstören. Aus diesem Grund sind alle Anastomosen in der akuten Peritonitis mit und ohne Ileus besonders gefährdet und bedürfen nicht nur besonderer Operationstechniken, sondern auch besonderer Drainageverfahren.

Bei chronischen Entzündungen sind diese akuten Zellmigrationen zum kranken Darm verlangsamt, weil es ein Charakteristikum dieser Entzündungsform ist, Mikro- und Makrophagen zu hemmen und bestimmte Leukozyten zur Antikörperbildung anzuregen. Erst wenn nach 1–2 Wochen, manchmal auch Monaten, genügend Antikörper vorhanden sind, werden schrittweise die Freßzellen zur Aktivität mobilisiert.

Trotz der guten Heilungstendenz chronisch entzündeter Därme empfiehlt sich eine Drainage, weil mit einer erhöhten Aszitesproduktion zu rechnen ist. Dieser Aszites trägt viele Zellen, ist enzymreich, hat aber auch viele Bestandteile des humoralen Abwehrsystems (Antikörper, Antithrombin III, Fibronectin u.a.). Die Drainage kann in der Regel innerhalb von vier Tagen gezogen werden, wenn die Aszitesproduktion sistiert.

Gänzlich andere Verhältnisse liegen beim *chronisch entzündeten Darm durch Strahlentherapie* vor. Es ist verständlich, daß Strahlentherapeuten sich um den Begriff des „Schadens" winden und ihn als Nebenwirkung bezeichnen. Dies ist richtig, wenn der Behandlungserfolg und die Nebenwirkungen im richtigen Verhältnis zueinander stehen. Es ist auch richtig, daß nach heutiger Ansicht jeder gastrointestinale Tumor durch eine Strahlentherapie behandelbar ist. Dies erfordert aber Herddosen, die eben auch gesunde Zellen schädigen. Die Strahlentherapie soll durch eine Senkung des Sauerstoffgehaltes im Tumor effektiver werden. Nur ganz bestimmte Tumorformen sind daher bei nicht schädlicher Strahlendosisanwendung gut therapierbar. Bei bestimmten Adenokarzinomen geht man dazu über, die Tumoren fokusiert intraoperativ zu bestrahlen, um eben die Nebenwirkungen besonders zu minimieren (Pankreaskarzinom). Trotzdem schädigen Strahlen alle sich teilenden Zellen (so z.B. die Darmmukosa und Zellen des lymphatischen Systems), die in der Darmwand die Abwehr gegen exogene Antigene vermitteln.

Die Strahlenschäden bedingen eine erhöhte Durchlässigkeit der Darmwand für alle antigenen Substanzen (Bakterien, Viren, Makromoleküle, Medikamente etc.), ferner Lymphgefäßobliterationen durch Zerstörung der immunogenen Zellen, die ihrerseits wiederum im Zuge der Zerstörung die Fibroblasten aktivieren und Lymphgefäße okkludieren.

Es geschieht sicher noch mehr, jedoch sollen diese Beispiele genügen, um zu zeigen, daß bei diesen Kranken, bei denen noch systemisch eine Immunsuppression dazu kommt, eine schlechte Wundheilung besteht. Es ist dringend ratsam, vorbestrahlte Patienten mit chronischen Verwachsungen, breiten Wandverklebungen und auffallenden Darmwandveränderungen mehrfach zu drainieren. Die Insuffizienzrate liegt sehr hoch; zusammenfassende Sammelstatistiken fehlen, weil diese Kranken überall und an jedem Krankenhaus operiert werden müssen. So verfügen die meisten Operateure nur über Einzelerfahrungen, jedoch ist die Zahl der „Strahlendärme" leider im Steigen begriffen.

5.8 Drainagen in der Dickdarmchirurgie (R. Winkler, M. Pfeiffer)

Die Hypothek jeder Dickdarmchirurgie ist die Infektion. Wenn früher je nach Grundkrankheit, Operationstyp und -dringlichkeit septische Komplikationen in 30–70% kalkuliert werden mußten, wenn fast 50% aller distalen Kolonnähte insuffizient werden sollen (wobei 10% klinische Bedeutung erlangen [Goligher et al. 1979; Winkler und Schreiber 1982]), scheint die Frage nach dem Sinn der Drainage in der Kolonchirurgie eigentlich schon beantwortet. Ein derartiges Infektionsrisiko verlangt nach prophylaktischen Maßnahmen, um die sich entwickelnde Eiteransammlung oder gar die sich etablierende Kotfistel nach außen zu kanalisieren. Trotzdem stellt die Antwort nicht zufrieden. Zwar ist die Notwendigkeit von Drainagen in der Dickdarmchirurgie im Gegensatz zu anderen Indikationen vom Grundsatz her nie bestritten worden, bei den genannten Infektionsgrößen erscheint es jedoch kaum logisch, der Maßnahme eine zu hohe Effektivität zu attestieren. Selbst die Argumentation, die Drainage habe Schlimmeres verhütet, bleibt teleologisch unbeweisbar, da nicht ableitbar ist, inwieweit der Fremdkörper „Drain" nicht selbst die eigentlich schwerwiegende Infektion auslöst, insbesondere dann, wenn er als potentiell kontaminiert angesehen werden muß.

Die Wundkontamination ist in der Dickdarmchirurgie unvermeidlich, da es eine Darmsterilisation nicht gibt und wohl auch in absehbarer Zeit nicht geben kann. Die Infektionsquellen sind dabei vielfältig (Tabelle 5.9), wobei ihre Wertigkeit sich je nach der Grundkrankheit wandelt. Wenn

Tabelle 5.9. Potentielle Infektionsquellen bei Eingriffen am Kolorektum

Darmlumen
Darmschnittränder
Eröffnete Lymphbahnen
Stenosen („stagnant-loop"- bzw. Stase-Syndrom)
Fisteln
Periintestinale Abszesse und Infiltrate
Perforationen: gedeckt
               frei
               iatrogen
Analumgebung (bei Proktektomie)
Mangelhaft kollapsfähige Höhlen („horror vacui" – Rektumamputationshöhle)
Präexistente Stomata

Tabelle 5.10. Aktuelle Vorbereitung vor Eingriffen am Kolorektum

---

Ernährung mit vollresorbierbarer Diät (2000 Kal., keine Nahrungskarenz)
    – bei entzündlichen Darmprozessen über 6–8 Wochen

Parenterale Hyperalimentation (fakultativ assistierend)
Perorale Darmspülung
Chemoprophylaxe*

---

* Eigenes Vorgehen: Trimethoprim-Sulfamethoxazol
  2mal 1,0 g 4 Tage präoperativ bis 7 Tage postoperativ

Tabelle 5.11. Ergebnisse der nach einheitlichen Kriterien behandelten kolorektalen Krebsoperationen (1. 7. 1977–31. 10. 1980, n = 178). (Chirurgische Universitätsklinik Hamburg)

Postoperativer Verlauf	n	%	Letal n
Störungsfrei	151	84,4	–
Kompliziert	27	15,2	–
p.s.-Heilung abdominell	10	6,0*	–
p.s.-Heilung sakral			
Abszeß	5	9,6*	–
Serom	4	7,7*	–
primär offen	4	7,7*	–
Nahtinsuffizienz	8	7,2*	–
davon Kotfistel	3	2,7*	1
Peritonitis/Abszeß i.p.	4	2,7*	1
Reintervention	4	2,2*	1

* Bezogen auf die jeweiligen Operationstypen. Merkmale der Patienten mit Komplikationen: Durchschnittsalter 74 Jahre, therapeutische Hypotheken (Alter über 80 Jahre, Tumorstadium, schwere Komorbidität) bei 17 (= 63%).

Tabelle 5.12. Frühergebnisse der operativen Behandlung von Colitis ulcerosa und Morbus Crohn. (Chirurgische Universitätsklinik Hamburg)

	Ohne Vorbehandlung (1966–1975) n = 125	Mit Vorbehandlung (1. 1. 1978–31. 12. 1981) n = 115*
Postoperativer Verlauf		
Unkompliziert	57 (= 45,6%)	99 (= 86 %)
p.s.-Heilung,		
Abszeß, Fistel	36 (= 28,8%)	11 (= 9,5%)
Peritonitis	18 (= 14,4%)	2 (= 1,7%)
Sonstige	14 (= 11,2%)	3 (= 2,6%)
Todesfälle	23 (= 18,4%)	1 (= 0,8%)
davon septisch	16 (= 12,8%)	1 (= 0,8%)

* Davon primär septisch (Fisteln, Abszesse): 55 (= 48%)

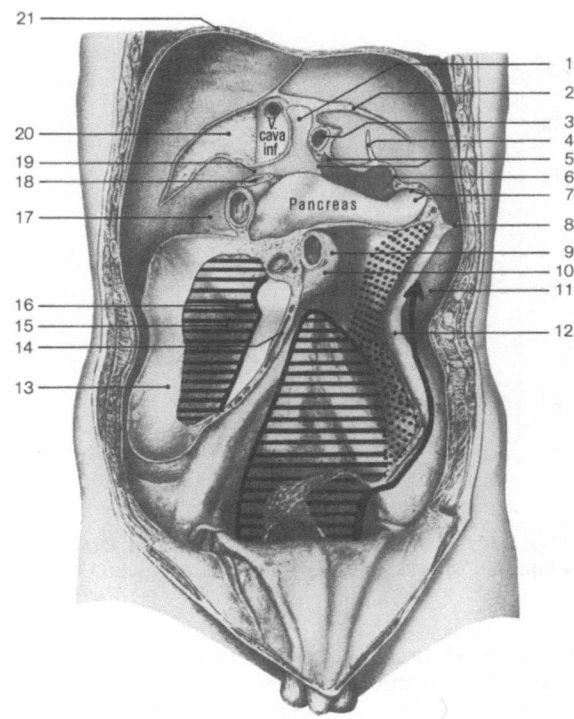

Abb. 5.10. Ausdehnung der Serosadefekte nach resezierenden Eingriffen am Kolon (schraffiert). Erweiterung bei Mobilisation von Colon descendens und linker Flexur (punktiert, Pfeil), mehrheitlich bei anteriorer Resektion (unter Verwendung einer Abbildung aus Rauber und Kopsch, 1939)

1 Recessus superior omentalis, 2 Mesohepaticum laterale sin., 3 Ösophagus, 4 Plica phrenicolienalis, 5 Plicae gastropancreaticae, 6 Plica phrenicolienalis, 7 Recessus lienalis bursae omentalis, 8 Plica phrenicocolica, 9 Flexura duodenojejunalis, 10 Pars ascendens duodeni, 11 Ren sinistra, 12 Mesocolon descendens, 13 Mesocolon ascendens, 14 Radix mesenterii, 15 Ren dextra, 16 Flexura duodeni inferior, 17 Flexura duodeni superior, 18 V. portae, 19 Foramen epiploicum, 20 Pars affixa hepatis, 21 Diaphragma

dennoch heute für die Elektivchirurgie dank der optimierten Vorbereitung und perioperativen Chemotherapie (Tabelle 5.10) sowohl bei blastomatösen als auch bei entzündlichen Darmerkrankungen Primärheilungsraten von annähernd 90% erreicht werden (Tabelle 5.11 und 5.12), dann rücken auch diese Eingriffe in den Bereich quasi aseptischer Operationen [Pichlmayr und Grotelüschen 1978; Winkler und Schreiber 1982]. Wollen wir trotzdem bei resezierenden Eingriffen auf eine Drainage nicht verzichten, dann hat dies seine Begründung in dem postoperativ erheblichen Sekretabstrom von dem freigelegten retroperitonealen Wundbett (Abb. 5.10) [Pichlmayr und Grotelüschen 1978; Schreiber und Rehner 1972; Werner et al. 1986].

Sieht man einmal von der Querkolonresektion ab, so lassen sich ausgedehnte Serosadefekte praktisch nicht vermeiden. Die Sekretabsonderungen sind in den ersten 24 h mit durchschnittlich 300–400 ml bei weitem am höchsten, gehen am zweiten postoperativen Tag deutlich zurück, um nach 72 h bei störungsfreiem Heilungsverlauf weitgehend zu versiegen. Sie sind relativ am geringsten bei Rechtsresektionen und erreichen Spitzenwerte mit über 500 ml bei der Rektumamputation, bei Gesamtmengen über 1000 ml (Abb. 5.11). Diese blutig imbibierten, eiweißreichen Sekrete geben ideale Nährböden ab, die bei der vorgegebenen Kontamination einen kaum kalkulierbaren Gefahrenherd darstellen. In der Ableitung dieser Sekretströme sehen wir das vorrangige Ziel der Drainage [Werner et al. 1986]. Diese Aufgabe ist spätestens bis zum vierten postoperativen Tag erfüllt. Bis zu diesem Zeitpunkt

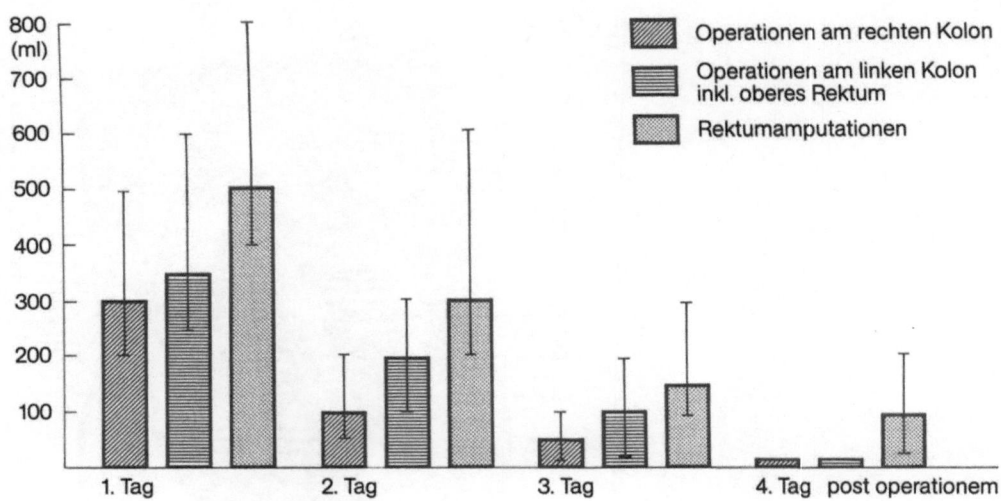

Abb. 5.11. Nach Dickdarmeingriffen über die Drainage täglich abfließende Sekretmenge (Durchschnitt mit Minima und Maxima). (Chirurgische Universitätsklinik Hamburg)

ist auch klinisch weitgehend sicher entscheidbar, ob mit Anastomosenkomplikationen zu rechnen ist. Allgemeinbefinden, protrahierte Darmparalyse, leichte Unruhe in der Fieberkurve (wobei subfebrile Werte selten überschritten werden) und mäßig steigende Leukozytose sind kaum trügende Parameter. Nur in diesen Fällen wird die Drainage länger belassen, da sich die Insuffizienz gewöhnlich zwischen dem 4. und 7. Tag manifestiert. Danach ist der Drainkanal auch ohne den Platzhalter „Drain" vorübergehend so steif, daß auch später auftretende Insuffizienzen hier einen „natürlichen" Abfluß finden.

Entsprechend dieser Zielrichtung „Sekretableitung" wird der Drain so plaziert, daß er die Sekretströme möglichst optimal auffangen kann, wobei hinsichtlich Förderleistung und Verträglichkeit die neuen Silikon-Penrose-Drainagen als die besten anzusehen sind:

- Bei *Rechtsresektion* auf das ehemalige Kolonbett, bei *Linksresektion* in den Douglas'schen Raum.
- Eine Drainage des *sublienalen Raumes* nach Mobilisation der linken Flexur ist bei sicherer Blutstillung entbehrlich, da die Sekretströme über das Wundbett zum Douglas'schen Raum kanalisiert werden.

- Der Drain soll in die Nähe, keinesfalls jedoch an die Anastomose gelegt werden, um nicht bei der labilen Infektionslage an der Anastomose als Fremdkörper jenes unheilvolle Wechselspiel aus Infektion und Kollagenasenaktivierung zu starten.
- Erheblich nachteilig, um nicht zu sagen fehlerhaft, ist die retrokolische Drainage des Sakralraumes bei anteriorer Resektion. Einmal sind die sich hier ansammelnden Sekretmengen gering und können seitlich zum Douglas'schen Raum ablaufen, zum anderen kommen hier an der serosalosen, d.h. ungeschützten Seite die Fremdkörperwirkungen des Drains besonders zum Tragen. Ein sich in der Sakralhöhle etablierender und infolge der Rektummobilisation bis zum Beckenboden absenkender Abszeß ist aber außerordentlich heilungsträge und erfordert lange Ausschaltungszeiten über eine Kolostomie.
- Bei der *Rektumamputation* wird nur die Sakralhöhle drainiert, extravulnär durch einen großkalibrigen Redon-Drain (18–20 Ch.), wenn das Peritoneum geschlossen werden kann, sonst durch ein weitlumiges Paragummirohr bzw. – günstiger – durch die geschlossene Robinson-Drainage.

Ist die Aseptik durch Rektumaufbruch

oder Entzündungsresiduen (Fisteln und Abszeßresthöhlen bei Kolitis) gestört, wird die Wunde trichterförmig breit offengelassen und mit Jodoformgaze tamponiert.

- Bei der *Proktokolektomie* wird bei Peritonealverschluß ebenfalls der neugeschaffene Douglas'sche Raum drainiert. Bei wasserdichtem, spannungsfreiem Verschluß erfolgt die Evakuierung der Sakralhöhle durch eine Saugdrainage. Dadurch wird auch die Peritonealanlagerung befördert. Bleibt das Peritoneum offen, genügt die sakrale paravulnäre Drainage. Wegen der Infektanfälligkeit der Sakralhöhle als mangelhaft kollapsfähigem Raum sollte die Drainage bei aseptischen Verhältnissen nach zwei bis spätestens drei Tagen aufgehoben werden, um sich nicht eine aszendierende Drainkanalinfektion einzuhandeln, mit der nach 48 h gerechnet werden muß.
- Bei weniger umfangreicher Darmmobilisation (Ileozökalresektion, Transversumresektion, A.p.-Rückverlagerung) und optimaler Darmvorbereitung erscheint uns die Nahtsicherheit jetzt so groß, daß auf eine protektive Drainage im Hinblick auf eine Insuffizienz verzichtet werden kann (Tabelle 5.13).

Ganz anders liegen naturgemäß die Verhältnisse bei **Notfalleingriffen,** insbesondere, wenn diese mit einer kotigen Peritonitis einhergehen. Über die Grundsätze bei der Peritonitisbehandlung s. Kapitel 6. Nur so viel zum Prinzipiellen:

- Wo irgend möglich, soll die primäre Resektion des erkrankten Darmabschnittes angestrebt werden.
- Risikoreiche und zeitaufwendige Reparationen sind zu vermeiden. Besser, weil schneller und sicherer, sind Inkontinenzresektionen (Devine und Hartmann).
- Bei der Hartmann'schen Notoperation kann der Rektumstumpf offen bleiben. Es wird transanal drainiert (1 cm starkes Paragummirohr). Auf den Stumpf kommt eine Jodoformgazetamponade, die transanal ausgeleitet wird. Sie induziert eine Verklebung und lokalisiert damit das Entzündungsgeschehen. Unerläßlich sind eine kräftige Sphinkterdehnung oder partielle Sphinkterotomie.
- Die Leibeshöhle wird an ihren Sammelbecken großzügig durch kaliberstarke Drainagen versorgt, da sich nur gleichsam offene Entzündungsräume lokalisieren und körpereigen sanieren lassen. Hier wird bewußt das kleinere Übel zur Vermeidung des größeren in Kauf genommen.
- Noch deutlicher wird diese Einstellung bei der Verwendung von Tamponaden. Sehr zu Unrecht sind Tamponaden vielfach außer Gebrauch geraten. Sie haben nicht nur eine Drainagewirkung, die durch einen Dochteffekt noch verstärkt wird, sondern sie riegeln auch durch die Provokation von Verklebungen schon nach Stunden den Entzündungsraum ab. Durch Imprägnierung mit Jodoform wirken sie antiseptisch.

Tabelle 5.13. Lokale Komplikationen bei Anus praeter-Rückverlagerungen (in %). (Chirurgische Universitätsklinik Hamburg)

	1972–1974 n = 52	1978–1980 n = 57
Hämatom/Serom	5,5%	7,5%
Abszeß	48,0%	5,0%
Kotfistel	33,0%	0,0%
Gesamt	53,5%	12,5%

Die Nahtinsuffizienzrate liegt bei Kolonnähten trotz moderner Nahttechniken bei 3−7% [Goligher et al. 1979; Pichlmayr und Grotelüschen 1978; Winkler und Schreiber 1982]. Betroffen sind in erster Linie tiefe Rekonstruktionen mit kurzem aboralen Rest und nicht ganz spannungsfreien Anastomosen im linken Colon descendens-Abschnitt.

Insgesamt ist auch in der Dickdarmchirurgie dank der Fortschritte in der Operationssicherheit eine Neubewertung der Funktion von Drainagen erkennbar. In der Tendenz führt dies zur Verkürzung der Drainagezeiten und fallweise auch zum Verzicht auf eine Drainage. Dennoch wird die Dickdarmchirurgie aufgrund der besonderen Umstände auch weiterhin ein Feld für wohlüberlegte Drainagemaßnahmen bleiben.

5.9 Drainage intraabdomineller postoperativer Peritonealabszesse (P. Eckert)

5.9.1 Definition

Intraabdominelle postoperativ entstandene Abszesse stehen zeitlich und örtlich in pathogenetischem Zusammenhang mit dem Ersteingriff. Es handelt sich um Eiter, der von einer Pseudokapsel umgeben (Empyem) und häufig an anatomischen Prädilektionsstellen anzutreffen ist.

5.9.2 Ursachen

1. Nahtbruch von gastrointestinalen Anastomosen;
2. intraoperative bakterielle Kontamination der Bauchhöhle;
3. Durchwanderung von Darmbakterien aus dem Gastrointestinaltrakt infolge gestörter Funktion der Darmwand;
4. sekundär infizierte Hämatome;
5. Fremdkörper;
6. primär infizierte Operationsgebiete (chronische Darmkrankheiten − Morbus Crohn, Colitis, Strahlendarm, phlegmonöse Appendizitis, Divertikulitis u.a.);
7. Nekrose und Nekrobiose von Nachbarorganen des eigentlichen Operationsgebietes (Pankreas, Gallenblase, Magenhinterwand u.a.);
8. hämatogene und lymphogene bakterielle Metastasen;
9. bakterielle Ausbreitung in Geweben (Mediastinum, Retroperitoneum);
10. pulmonal-abdominal deszendierende Infektionen.

5.9.3 Lokalisation (Abb. 5.12, 5.13)

Besondere Prädilektionsorte für intraabdominelle Abszesse sind
1. das rechte und das linke Subphrenium;
2. der subhepatische Raum links und rechts der Ligamenta hepatoduodenale und hepatogastricum (Omentum minus);
3. retrogastrale Abszesse in der Bursa omentalis;
4. Schlingenabszesse zwischen den Dünndarmschlingen;
5. Abszesse neben dem Kolonrahmen (perityphlitisch, perisigmoidal);
6. Abszesse im Douglas'schen Raum.

5.9.4 Klinische Symptome

1. Fieber mit und ohne Schüttelfrost;
2. körperliches Unwohlsein, Müdigkeit, Abgeschlagenheit, Gewichtsverlust;
3. unklare Pulsanstiege mit Schweißausbruch und Blässe der Haut;
4. Bauchschmerz, der teilweise uncharakteristisch „tief" sitzt und so beschrieben wird, aber auch als Bauchdeckenschmerz auftritt und durch Kontakt der Abszesse mit dem Bauchfell entsteht;
5. unregelmäßiger Stuhlgang bis zum Stuhlverhalt;
6. Atemnot, Schmerzen beim Atemholen, Lungenentzündung.

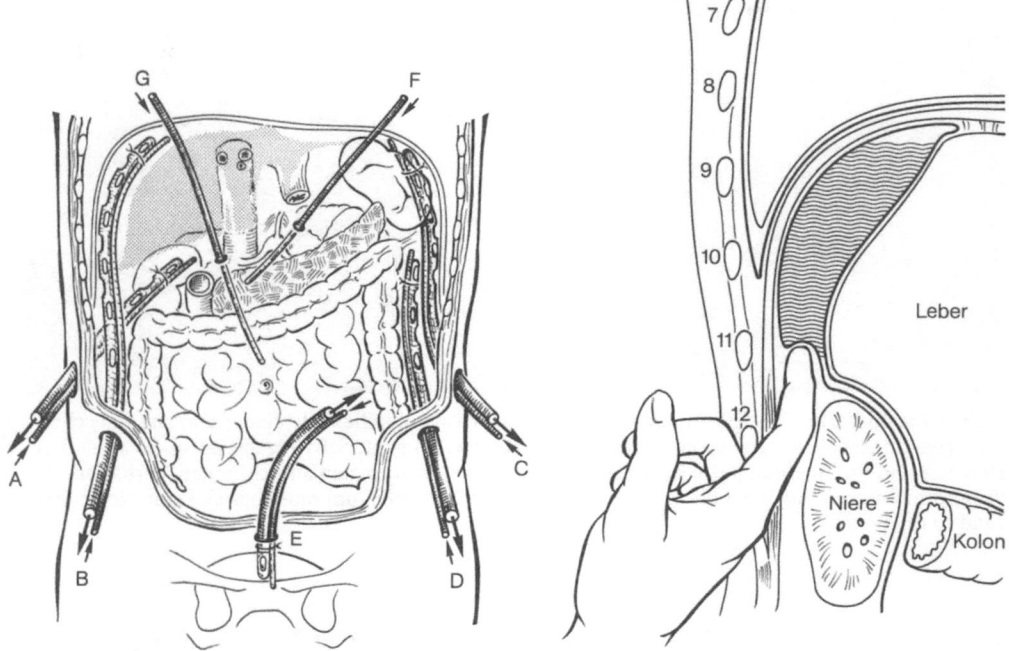

Abb. 5.12 und 5.13. Darstellung der Hauptprädilektionsstellen für die Abszeßansammlung im intraperitonealen Raum. Gleichzeitig werden die Drainageschwerpunkte angezeigt. Sie entsprechen den tiefsten anatomischen Punkten an der lateralen Bauchwand. *A* subhepatisch, *B* subphrenisch rechts, *C* subphrenisch links, *D* parakolisch links, *E* Douglas-Raum, *F* kleine Kurvatur des Magens, *G* Radix mesenterii. [Nach Hollender und Calderoli 1981]

5.9.5 Klinische Diagnose

Die Diagnose kann oft erschwert werden durch
1. Medikamente (Maskierung durch Antibiotika, Kortison, Zytostatika, Antikoagulantien, Analgetika und Antiphlogistika);
2. uncharakteristische Symptome (bis zu 30% aller Fälle);
3. langes zeitliches Intervall zwischen Erstoperation und Komplikation (mehrere Tage bis zu zwei Jahren);
4. Arztwechsel.

Zum Grundmuster der klinischen Untersuchungen zählen
1. Anamnese und körperliche Untersuchung;
2. Fieberkurve;
3. Blutbild und Blutsenkungsgeschwindigkeit, Leukozytose (60–80% der Fälle), Linksverschiebung im Differentialblutbild, toxische Granulationen;
4. Röntgen-Thoraxbild in zwei Ebenen (Pleuraerguß, Infiltrate);
5. Röntgenabdomenübersichtsaufnahme im Stehen (Luft, Spiegel);
6. Durchleuchtungsbefund: paradoxe Zwerchfellverschieblichkeit bei subphrenischen und subhepatischen Abszessen.

Moderne Verfahren

1. Sonographie-Ultraschalldiagnostik.
   Vorteile: große Treffsicherheit, wenig belastend, billig.
   Nachteile: schwierig beurteilbar bei größerer Tiefe der Abszesse, Adipositas permagna, ungeübter Untersucher.

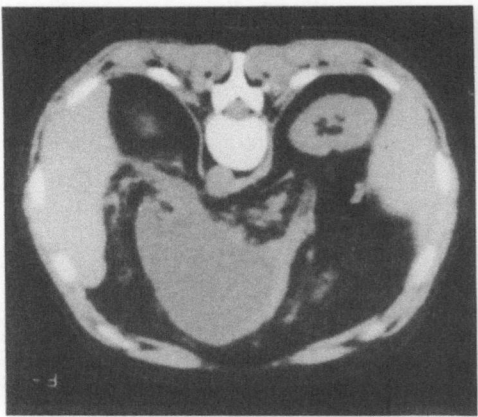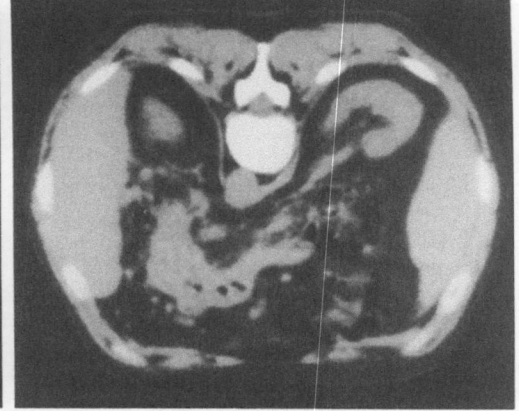

Abb. 5.14a und b. Prä- und postoperatives computertomographisches Bild eines parapankreatischen Abszesses innerhalb der Bursa omentalis. Das zweite Bild (**b**) zeigt, daß trotz fast normaler klinischer Befunde und Wohlbefinden des Kranken noch immer keine normalen anatomischen Verhältnisse vorliegen. Die Heilung kann bis zu mehreren Monaten brauchen, um radiologisch einen Normalbefund zu ergeben

2. Computertomogramm (Abb. 5.14).
   Vorteile: große Treffsicherheit, ausgezeichnete Bilddarstellung, keine invasive Methode.
   Nachteile: wegen der hohen Anschaffungs- und Betriebskosten noch nicht verbreitet.
3. Szintigraphie mit markierten weißen Blutkörperchen.
   Vorteile: wenig invasiv.
   Nachteile: spezielles Laboratorium, Verwendung radioaktiver Substanzen (^{111m}Indiumoxin und ^{99m}Technecinin, Zinnkolloid).

Besondere Untersuchungstechniken

1. Beim Verdacht auf Nahtbruch kann die „innere Fistel" mit Gastrografin dargestellt werden;
2. bei liegender Drainage gelingt es oft, den Abszeß von außen darzustellen;
3. diagnostische Punktion unter radiologischer oder sonographischer Kontrolle;
4. diagnostische Peritoneallavage (DPL).

5.9.6 Therapie

Die *chirurgische Therapie* ist der konservativen überlegen (s.a. Kapitel 5.9.7). Die Behandlung besteht aus

1. Eröffnung und Ausräumung des Abszesses,
2. Beseitigung möglicher noch vorhandener Ursachen,
3. Verhütung allgemeiner Ausbreitung des lokalen Infektes.

Besonderer Beachtung bedarf der Zugangsweg. Für die meisten Abszesse des Ober-, Mittel- und Unterbauches gibt es Zugangswege zur Drainage ohne Eröffnung des Bauchfells.

1. *Laparotomie bei Abszessen im Oberbauch*

Rippenbogenrandschnitt im vorderen Anteil nach Clairmont. Diese Schnittführung wird auch als vorderer Zugang bezeichnet. Nach Durchtrennung der Bauchmuskulatur wird zwischen dem Bauchfell und der Fascia transversalis einerseits und der Muskelschicht andererseits der Abszeß freigelegt, extraperitoneal punktiert und eröffnet.
Hinterer Zugang: Sind subphrenische Abszesse nach dorsal und kaudal abgesackt, bietet sich eine Inzision über der 12. Rippe laterodorsal an. Der Recessus pleuralis wird geschlossen abgeschoben (**cave:** Eröffnung der Pleurahöhle) und der Abszeß eröffnet. Oft sind die Nach-

bargewebe über und um Abszesse entzündlich verklebt und ödematös aufgetrieben, so daß sie als Leitschiene beim Aufsuchen von Abszessen dienen können.

2. Laparotomien im Mittelbauch

Schreiber [1969] empfiehlt den lateralen oder lumbalen Schrägschnitt nach Roux-Sonnenburg. Diese Schnitte eignen sich erfahrungsgemäß besonders gut beim perityphlitischen und perisigmoidalen Abszeß. Auch hier wird der Peritonealsack eröffnet.

3. Abszesse im Douglas'schen Raum

Nur selten ist man gezwungen, bei Abszessen des Douglas'schen Raumes transabdominell vorzugehen. In der Regel genügt eine transanale oder transvaginale Abszeßdrainage. Besitzt man keine speziellen Instrumentarien nach Douglas oder Vogel, genügt eine Kornzange, die an der Spitze ein Skalpell zur Inzision führt.

Intraoperatives Vorgehen

Nach knapper Inzision der Abszeßmembran wird der Eiter zunächst abgesaugt und eine bakteriologische Untersuchung angestrebt. Dabei ist darauf zu achten, daß sowohl aerobe als auch anaerobe Keime gesucht und getestet werden müssen. Die Erfahrungen der letzten Jahre haben gezeigt, daß eine Suche nach anaeroben Bakterien notwendig ist. Die Gründe für die Keim- und Resistenzbestimmung sind vielfältig:
1. Die breite Anwendung von Antibiotika über viele Jahre hat zur Selektion apathogener Keime geführt, so daß virulente Keime überwiegen.
2. Die Zunahme resistenter Keime gegen viele gebräuchliche Antibiotika bei Kranken, die vorher nie Kontakt mit Antibiotika gehabt haben (R-Antigene = resistance antigene).
3. Die ungezielte Behandlung mit Antibiotika während der diagnostischen Phase eines intraabdominellen Infektes.

4. Die Änderung des Krankengutes: mehr alte Patienten, mehr multimorbide Kranke mit geänderter Abwehr.

Lokale Behandlung

Eine lokale Behandlung der Abszeßhöhle mit Antibiotika ist abzulehnen. Einmal in die Bauchhöhle eingebrachte Medikamente werden quantitativ resorbiert, auch dann, wenn dicke Abszeßmembranen vorhanden sind. Es kommen auf diese Weise toxische Serumkonzentrationen vor, die Organschäden verursachen können (Niere, Ohr). Ein anderer Aspekt ist die Auslösung eines septischen Schocks durch massive Bakterizidie.

Es ist bekannt, daß der direkte Kontakt von Antibiotikum und Bakterium eine Zerstörung der Bakterien zur Folge hat. Dabei werden die Toxine (Lipid A und „Core antigen") frei, die einen gramnegativen Schock auslösen können.

Ohne Zweifel ist ein Debridement der Abszeßhöhle mit warmer physiologischer Kochsalzlösung wichtig. Der Zusatz von jodhaltigen Lösungen oder Taurocholverbindungen ist eine persönliche Entscheidung. Klinische Studien fehlen. Fest steht, daß die Mehrzahl älterer Arbeiten gute Ergebnisse zeigte, ohne daß zusätzliche Medikamente angewendet wurden.

Die intraabdominellen Abszesse sind eine Domäne der **Drainagebehandlung**. Gleichgültig, ob durch Laparotomie oder Perkutanmittel, Ultraschall- oder Computerzielpunktion eingebracht, muß jede Abszeßhöhle über eine gewisse Zeit drainiert werden. Dabei sollte die von Eichfuss [1975] jetzt modifiziert angegebene Technik pars pro toto angewendet werden.
1. Material weich und schmiegsam, gewebefreundlich. Paragummi, PVC, Silikon, Einweg-Robinson-Drainagesystem.
2. Spitze offen und nicht scharfkantig geschnitten. Industriell abgerundete, stumpfe Spitzen erhältlich. Durchmesser 1,0–1,5 cm.
3. Keine Saugung (sofort verstopft), wohl aber Schwerkraftspülung möglich.
4. Zielrichtung stets auf zu drainierendes Gebiet.

5. Vermeidung von Kompression von Drüsen, Darm und Gefäßen.
6. Fixierung des Drains. Naht, Klebefolie.
7. Regelmäßige Kontrolle der Funktion. Wasserlösliche Kontrastmittel zur Kontrolle des Rückganges der Abszeßhöhle respektive der Verbindung zur ursächlichen Fistel (Nahtbruch, Pankreas, Gallengang).
8. Lockerung und Kürzung der Drainage nach zwei Tagen, mitunter früher oder später.
9. Grundsätzlich sind Medikamente zur intraabdominellen Injektion dann nicht geeignet, wenn sie eine bestimmte Molekülgröße unterschreiten (etwa 4000 Dalton).
   a) Komplette Resorption und dadurch gegebene Intoxikation oder Medikamenteninteraktion [Eckert und Eichfuss 1978];
   b) Auslösung toxischer Reaktionen – lokal – hyperergisch bis hin zur Anaphylaxie.
10. Mögliche Medikamente zur Injektion:
    a) Polyvinyljodlösung 1–2%,
    b) physiologische Kochsalzlösung,
    c) Aprotininhibitoren: hemmen die Resorption von Toxinen [Eckert 1978],
    d) 7-s Gammaglobuline: wirken antitoxisch durch Toxinbildung und aktivieren das Komplementsystem zur Bakterienvernichtung [Eckert 1983].

5.9.7 Prognose und Letalität

Die mittlere Sterblichkeit variiert zwischen 7% und 50%, sieht man von bestimmten Ausnahmen ab, die eine Letalität bis zu 90% aufweisen (multiple Abszesse, bilaterale subphrenische Abszesse, massiver gramnegativer Schock u.a.). Die Aufschlüsselung nach dem Sitz erscheint daher wichtig:

1. Subphrenische und subhepatische Abszesse sind häufig und besitzen zudem eine ernste Prognose. Dies hängt mit der Ursache für diese Abszeßlokalisation, dem Nahtbruch zusammen. Da der Nahtbruch zumeist bei Patienten mit einem Karzinom auftritt, spielen Abwehrlage, Zeitpunkt des Komplikationsbeginns und Therapie eine entscheidende Rolle. Gefährdet sind auch Patienten mit Operationen am Pankreas, den Gallenwegen und der Leber. Nicht selten erlebt der Operateur, daß nach der Entlastung des Abszesses kurz nach Beendigung der Narkose ein septischer Schock einsetzt. Dieser oft tragische Verlauf kann durch die Anatomie erklärt werden. Das Zwerchfell ist engmaschig von Lymphbahnen durchsetzt. Die Narkose lähmt u.a. auch die Lymphbahnen, die weit offen stehen. Die unvermeidbare intraoperative Manipulation im Abszeßgebiet aber fördert den Einstrom von Bakterien und Bakterienspaltprodukten über die Lymphbahnen in den Blutkreislauf. Umgekehrt hat das Peritoneum wenig Lymphbahnen. Hier werden selten septische Schockkrankheiten beobachtet.
2. Andere Lokalisationen in der Bauchhöhle sind perizökale und perisigmoidale Regionen. Hier variiert die Sterblichkeit in verschiedenen Statistiken zwischen 7% und 12%.
3. Multiple Abszesse der Bauchhöhle, bilaterale subphrenische Abszesse und primär schlecht drainierte Abszesse (sog. „Rezidive") besitzen eine unvergleichbar hohe Letalität. Sicher spielen hier jedoch die Grundkrankheit und die bislang nicht meßbare Abwehrlage eine entscheidende Rolle.

5.10 Indikation und Verweildauer von intraabdominellen Blutungsdrainagen nach Bauchtraumen (U. Steuer, L. Zwank)

Voraussetzung bei der Durchführung einer intraabdominellen Drainage nach Traumen ist die Beachtung der physikalischen Grundgesetze und der daraus gewonnenen Erkenntnisse über Flüssigkeitsverschiebungen und Druckverhältnisse im Intraperitonealraum [Barraya 1963].

In Abhängigkeit von Schwerkraft und intraabdominellem Druck findet eine Flüssigkeitsverschiebung zwischen den beiden subphrenischen Räumen und dem Douglas'schen Raum statt. Vom tiefsten Punkt des Peritonealsackes steigt die Flüssigkeit durch Sogwirkung infolge der Atembewegungen entlang der parakolischen Rinnen nach kranial und zwar, bedingt durch die größere Massenträgheit der Leber, vornehmlich in das rechte Subphrenium.

An *Komplikationen* durch intraabdominelle Drainagen sind Druckschäden von Bauchorganen bis zu Darmperforationen und Netznekrosen durch direkten Kontakt mit der Drainage zu nennen. Auch Wundinfektionen am Drainagedurchtritt mit aufsteigenden Infektionen bis zum subphrenischen Abszeß wurden beobachtet. Diese Komplikationen bei Blutungsdrainagen sind von Cerise et al. [1970], Daoud et al. [1966] und Cohn [1965] anhand von tierexperimentellen und klinischen Studien mit *Penrose-Drainagen* nach Splenektomie genauer untersucht worden.

Cerise et al. [1970] fanden im Tierexperiment, daß auf die Haut applizierte Bakterien innerhalb von 72 h intraabdominal nachweisbar waren und eine Infektion verursacht hatten. Dieser Befund wurde durch ihre klinischen Erfahrungen unterstrichen. In einem Kollektiv von 559 Patienten fanden sie, daß von 29 nach Milzexstirpation aufgetretenen subphrenischen Abszessen 28 bei Patienten nach intraabdomineller Drainage aufgetreten waren. Das Zusammentreffen von postoperativen Komplikationen bei Patienten mit abdominellen Drainagen in 22% der Fälle ist bei ihnen gegenüber 7% Komplikationen bei undrainierten Bauchhöhlen auffallend hoch.

Cohn [1965] beobachtete ebenfalls bei 130 splenektomierten Patienten eine Komplikationsrate von 55% nach Drainagen gegenüber nur 5% an Komplikationen bei

Verzicht auf die postoperative Ableitung des Bauchraumes. Nach Splenektomie wegen traumatischer Milzruptur traten nach postoperativer Drainage in 54% Komplikationen auf, dabei wurden zehn subphrenische Abszesse beobachtet. In einer selektiven Studie, in der zusätzliche Verletzungen des Gastrointestinaltraktes und des Pankreas ausgeklammert wurden, beschreiben Daoud et al. [1966] nach 106 Splenektomien eine Infektrate von 25% bei Drainagen (Tabelle 5.14).

Die überwiegende Anzahl von subphrenischen Abszessen wurde bei gleichzeitig vorliegenden hämatologischen Erkrankungen beobachtet, die durch Schwächung der immunologischen Abwehr eine Infektbegünstigung darstellten. Die auffällige Häufung von Komplikationen nach postoperativen Drainagen sollte bei der routinemäßigen und prophylaktischen Anwendung zum Nachdenken veranlassen. Ist die hauptsächlich zur frühen Erkennung einer Nachblutung durchgeführte Drainage nicht häufiger selbst der Anlaß zu Komplikationen?

Es lassen sich über die Frage der Effektivität, der postoperativen Liegedauer und den funktionellen Verschluß einer Drainage keine neueren Arbeiten finden. Yates [1905] zitierte um die Jahrhundertwende verschiedene Autoren, die über die postoperative Durchlässigkeit der Drainagen berichteten und dabei Zeiträume zwischen 12 h und 12 Tagen angaben (Tabelle 5.15). Unter Berücksichtigung der verschiedenen Materialien, Drainagearten und -techniken sollte man eine Drainage postoperativ nur so lange belassen, bis die zu fördernde Flüssigkeitsmenge klein genug ist. Dieser Zeitraum unterliegt starken Schwankungen und ist in Abhängigkeit von den physikalischen Eigenschaften der zu fördernden Substanz sowie von Art, Form und Größe der Drainage zu sehen. Die ungenauen Aussagen

Tabelle 5.14. Allgemeine Komplikationen nach Splenektomie

			Mit Drainage	Ohne Drainage
Cohn	[1965]	130 Splenektomien	55%	5%
Daoud et al.	[1966]	106 Splenektomien	25%	12%
Cerise et al.	[1970]	559 Splenektomien	22%	7%

Tabelle 5.15. Durchgängigkeit von abdominellen Drainagen. [Nach Yates 1905]

Tait	[1887]	70−80 h
Penrose	[1890]	22−72 h
Sänger	[1890]	48−72 h
Robb	[1890]	12 h bis 5 Tage
Hughes	[1892]	bis 48 h
Ward	[1896]	12 h, bei Gaze 24 h

über die Durchgängigkeit von intraabdominellen Blutungsdrainagen haben uns veranlaßt, eigene Beobachtungen über die Effektivität von Drainagen in unserer Klinik anzustellen.

Von 1979 bis 1981 haben wir bei 67 Laparotomien wegen intraabdomineller Blutungen postoperativ eine Drainage der Bauchhöhle vorgenommen und deren Durchgängigkeit geprüft. Es handelte sich um ein Kollektiv von 46 männlichen und 21 weiblichen Patienten im Alter zwischen 7 und 68 Jahren. Die Ursachen der Blutungen waren in 25 Fällen Milzrupturen, in 13 Fällen Lebereinrisse, in 8 Fällen Verletzungen von Leber und Milz gleichzeitig und in 21 Fällen andere intraabdominelle Veränderungen.

Wir verwendeten zur Drainage gewebeschonende, jedoch ausreichend starre Silikondrainagen der Firma *International Medical* mit einem Durchmesser von 36 Ch. und fünf genormten seitlichen Perforationen sowie einer zentralen Öffnung am intraabdominell liegenden Ende. Die Ablaufdrainagen wurden nach einer standardisierten Technik bei Leberrupturen subphrenisch oder subhepatisch rechts, bei Milzrupturen subphrenisch oder parakolisch links plaziert. Nach adäquater Stichinzision von Haut, Faszie und Peritoneum seitlich außerhalb der Laparotomiewunde, zur Vermeidung von Narbenhernien und Wundinfektionen, wurden die Drainagen unter Vermeidung einer Abknickung aus dem Peritonealraum auf direktem Wege nach außen geleitet. Nach sorgfältiger Lagekontrolle des intraabdominellen Schlauchendes zum Ausschluß von direktem Kontakt mit Darmschlingen oder dem Omentum wurden die Silikondrainagen mit einer Fixationsnaht umschlungen und direkt auf der Haut befestigt. Die ausgetretenen Flüssigkeiten wurden in den handels-

üblichen Sekretauffangbeuteln ohne Sogeinwirkung gesammelt. Nach dem Prinzip der kommunizierenden Röhren wurde der Auffangbeutel deutlich unter dem Niveau der abzuleitenden Höhle aufgehängt. Eine Lockerung bzw. Kürzung der Drainagen wurde am zweiten postoperativen Tag vorgenommen, um auch durch Drehung eine Verstopfung zu vermeiden. Auf eine Anspülung wurde wegen des erhöhten Infektionsrisikos bewußt verzichtet.

Die Drainagen wurden bei den beobachteten Patienten zwischen 2 und 11 Tagen belassen. Von den täglich im Sekretbeutel gemessenen Flüssigkeitsmengen wurde ein Durchschnittswert ermittelt. Unterschiedliche intraabdominelle Druckverhältnisse infolge einer postoperativen maschinellen Beatmung der Patienten wurden nicht berücksichtigt. Die laborchemisch untersuchten globalen Gerinnungsparameter waren, außer bei einem Patienten mit Verbrauchskoagulopathie, nicht verändert. Die Entfernung der Blutungsdrainagen erfolgte in 50% der Fälle am 4. postoperativen Tag. Im restlichen Kollektiv blieben die Drainagen bis zum 5. bzw. 8. postoperativen Tag liegen. In drei Fällen wurden die Drainagen wegen komplizierten Verlaufes erst am 11. Tag nach dem Eingriff entfernt.

An Komplikationen beobachteten wir bei drei Patienten subphrenische Abszesse, einmal entwickelten sich septische Temperaturen unklarer Genese. Drei Patienten verstarben in der 1. bzw. 2. postoperativen Woche aufgrund schwerer Begleitverletzungen mit Schädel-Hirntraumen.

Die täglich im Auffangbeutel gemessene Sekretmenge betrug durchschnittlich am 1. postoperativen Tag 176 ml (Abb. 5.15). Am 2. Tag wurde ein Durchschnittswert von 115 ml ermittelt. Im weiteren Beobachtungszeitraum nahm die ausgetretene

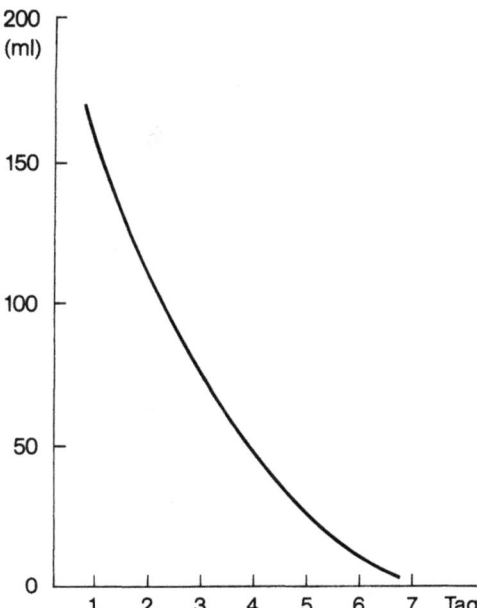

Abb. 5.15. Mittelwert der täglichen Förder-menge in ml bei 48 intraabdominellen Silikon-drainagen

Pfröpfe zeigte einen unterschiedlichen Aufbau aus Fibrinnetzen, Erythrozyten und pigmentkernige Leukozyten. Im Querschnitt der Präparate fanden sich vornehmlich in den Randbezirken dichter entwickkelte Fibrinlamellen mit massenhaft eingelagerten Erythrozyten, was auf eine starke Wandanhaftung der Gerinnungspfröpfe schließen läßt.

Bei Auswertung der täglich geförderten Sekretmengen findet sich eine verminderte Durchgängigkeit bzw. Verstopfung der Drainagen bereits ab dem 2. postoperativen Tag. Eine Drainage für mehr als 48 h ist sicher nicht mehr effektiv, sie erhöht eher das Komplikationsrisiko. In Übereinstimmung mit den Autoren der Jahrhundertwende, die ihre Drainagen bereits nach 12 h verstopft fanden, sollte man die Entfernung von intraabdominellen Blutungsdrainagen nicht länger als zwei Tage hinauszögern. Die bereits erwähnten, signifikant erhöhten Komplikationsraten nach Drainagen [Cohn 1965; Daoud et al. 1966; Cerise et al. 1970] bestätigen diese Feststellung. Dagegen finden intraabdominelle Drainagen bei zusätzlichen Verletzungen des Gastrointestinaltraktes oder des Pankreas andere Indikationen und individuelles Vorgehen. Hier wird man kaum ganz auf eine Ableitung verzichten wollen, wohingegen eine sichere Blutstillung nach Verletzungen von Leber oder Milz nicht in allen Fällen eine Drainage des Bauchraumes erfordert.

Die Faustregel: „Wenn Zweifel bestehen – dann Drainage!" leitet sicher die Befürchtungen des Chirurgen, ein Abdomen nach einer Verletzung mit Blutung undrainiert zu verschließen. Ob diese Gewissensberuhigung weiterhin sinnvoll ist, bleibt zu diskutieren. Die größte Gefahr einer Drainage ist ihr falsches Sicherheitsgefühl.

Sekretmenge bis auf einen Restwert von 7 ml am 7. Tag kontinuierlich ab. Die Differenz zwischen der am 2. und 7. Tag gemessenen Drainageflüssigkeit betrug im Tagesdurchschnitt 100 ml. Vom 3. postoperativen Tag an blieb die drainierte Sekretmenge immer unter einem Meßwert von 40 ml.

Außer den abgelaufenen Flüssigkeitsmengen haben wir auch die Durchlässigkeit der Drainagen geprüft. Von 22 Silikonschläuchen, die am 4. postoperativen Tag entfernt wurden, waren 21 durch bis zu 10 cm lange Gerinnsel, die den Durchmesser der Drainagen ausfüllten, verschlossen. Die histologische Untersuchung der

5.11 Innere Drainagen im Bereich des Magen-Darmkanals (P. Eckert)

Unter dem Begriff der inneren Drainagen faßt die operative Medizin natürliche und künstliche Verbindungen oder Umgehungen bei Stenosen, Ulzerationen oder exophytisch wachsenden Tumoren zusammen, wobei die topographische Intaktheit des kranken Organs wenig oder gar nicht verändert wird. Diese Umgehungen werden mit den betroffenen oder aber mit Nachbarorganen durchgeführt.

82   P. Eckert

Ziel ist es, die orthograde Passage wiederherzustellen oder zu verbessern.

Da solche „Umgehungen" überall dort angewendet werden, wo kurative Verfahren indiziert, jedoch technisch oder biologisch nicht durchführbar sind, gibt es eine Vielzahl von Modifikationen, von denen nur ein Teil genannt werden kann.

5.11.1 Speiseröhre und Magen
(Abb. 5.16—5.18)

Die palliative Verbindung von Speiseröhre und nicht vom Tumor befallenen Abschnitten des Magens — eine Ösophagogastrostomie — wird nach dem Erstbeschreiber dieses Verfahrens benannt (Heyrowsky 1913).

Die Pertubation des stenosierenden Ösophagus oder Magenkardiakarzinoms mit einem Hartgummi oder Plastikrohr wurde erstmals von Celestin (1954) und später u.a. von Häring (1964) beschrieben und methodisch erarbeitet (Abb. 5.18).

Diese Verfahren sind derzeit nur dann anzuwenden, wenn alle Möglichkeiten der Narkose und der biologischen Operabilität ausgeschlossen worden sind. Die Nachteile dieses Verfahrens liegen in
- Verrutschungsgefahr trotz Fixation des Rohres im Magen,
- Erosionsblutungen,
- Tumorperforationen,
- Verstopfungsgefahr des Rohres.

Die Indikation zur Intubationsbehandlung von nicht resektionsfähigen Karzinomen hat sich durch neuere Verfahren wie die palliative stumpfe Ösophagusdissektion nach Akayama neu gestellt.

Der Nachteil der Pertubation mit Kunststoffkathetern ist die Minderung der Lebensqualität bei unvermindert hoher Letalität.

Bei Magenausgangsstenosen werden Umgehungsoperationen heute nur noch in ganz verzweifelten Fällen angewendet. Dies gilt sowohl für alle Gastroenteroanastomosen als auch für solche Verfahren, die ein stenosierendes oder florides Ulcus duodeni „ausschalten" sollten (Jaboulay 1892; Finney 1923).

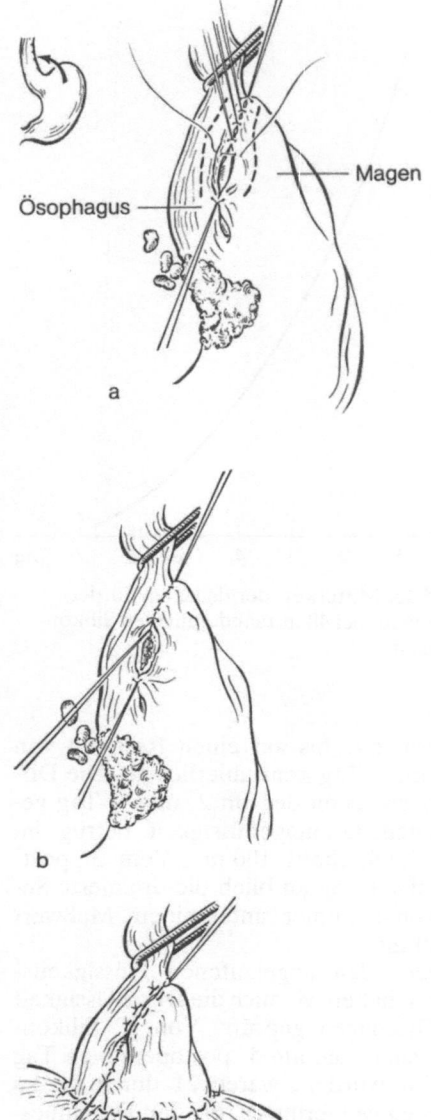

Abb. 5.16a—c. Umgehung an der Kardia nach Heyrowski (1913).
a Ausgangssitus mit kardianahem Tumor. Inzisionslinien und Hinterwandnahttechnik.
b Beginn der Vorderwandnaht bei fertiger Hinterwand.
c Letzte Phase der fertigen Ösophagokardiostomie

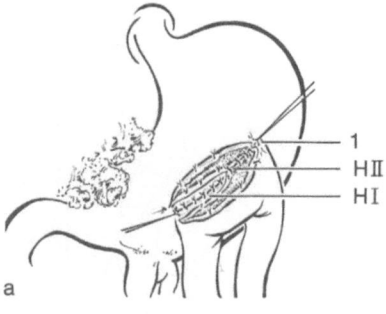

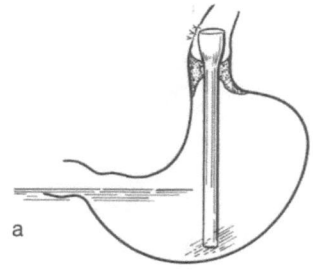

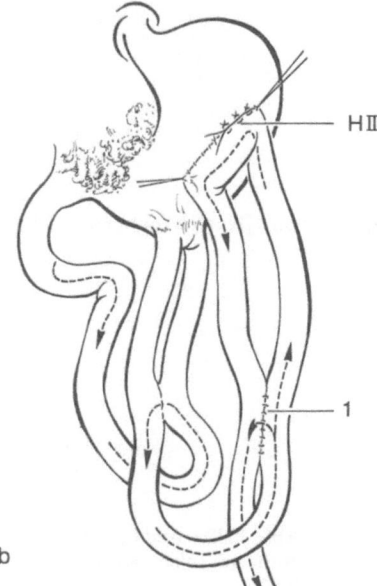

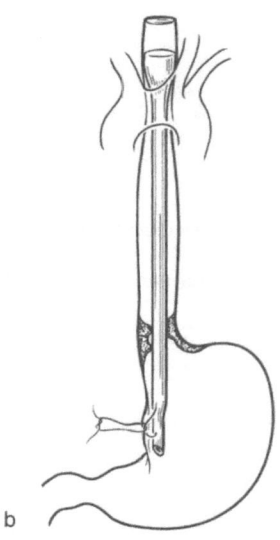

Abb. 5.17a und b. Umgehungsoperation nach
Magenkarzinom.
a Ausgangssituation; *1* obere Polnaht, *HI* hintere
seromuskuläre Naht, *HII* vordere seromuskuläre
Naht.
b Endzustand; *1* zweite Enteroanastomose, *HII*
vordere seromuskuläre Naht

Abb. 5.18a und b. Celestin-Tubus bei Kardia-
und distalem Ösophaguskarzinom. (Aus: Häring
1964).
a Nicht empfehlenswerte Lage des Tubus:
Gefahr der Perforation der Magenwand.
b Richtige Lage des Tubus mit abgeschrägtem
Ende im Magen und Fixation an der kleinen
Magenkurvatur, nur bei anatomisch geeigneten
Verhältnissen

5.11.2 Die innere Drainage des Gallenganges

Kommen biologisch und chirurgisch inoperable Kranke mit Tumoren im distalen Gallengang und periampullären Pankreaskopfbereich nicht mehr für eine Operation in Frage, werden endoskopisch transduodenal, transpapillär Katheter implantiert (Abb. 5.19), die zur palliativen Beseitigung des Verschlußikterus dienen [u.a. Safrany und Schrameyer 1985].

Chirurgisch kann auch palliativ eine transpapilläre Drainage mit Ausleitung des Drains aus dem Duodenum nach Völcker (1911) gelegt werden (Abb. 5.20).

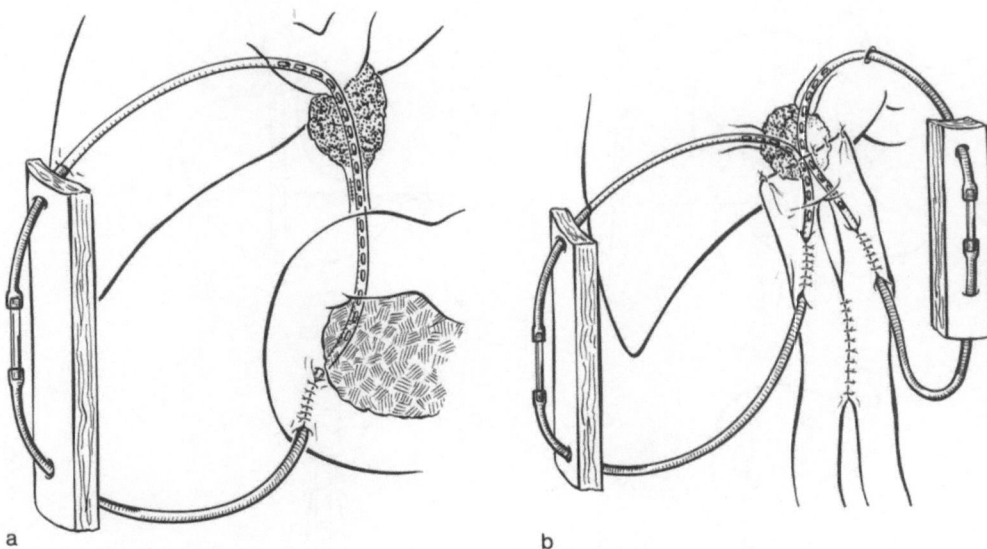

a   b

Abb. 5.19a und b. Innere Drainage beim ventralen Gallengangskarzinom. [Nach Kronberger 1981].
a Unilaterale Drainage.
b Bilaterale Drainage (rechter und linker Hepatikusgang)

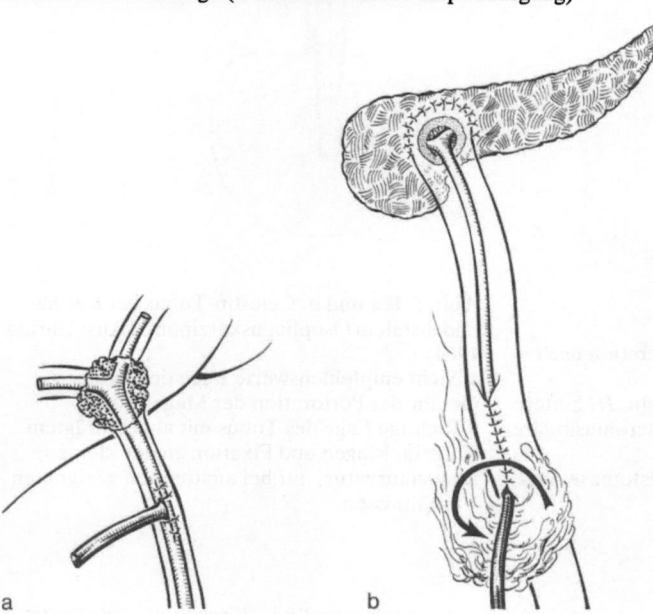

a   b

Abb. 5.20 a und b. Pankreas-
drainage. [Nach Kronberger
1981].
a Die beiden Schenkel des T-
Drains sind durch den Tumor
geführt und in den beiden
Ducti hepatici situiert. Der
lange Schenkel des T-Drains
wird durch die Choledochoto-
mie herausgeleitet.
b Terminolaterale Wirsungoje-
junostomie mit Kehr-Drain.
Ausleitung des Drains nach
Witzel mit Omentumumhül-
lung

5.11.3 Die innere Drainage des Dünndarms

Die Indikationen zur inneren Schienung
sind identisch mit jenen zur Darmplikatur
nach Noble (1945) sowie einer Mesenterial-
plikatur nach Child und Phillips (1960).

Kurative Gründe
(modifiziert nach Hollender 1975)

– Primär akute Darmokklusion immer
dann, wenn ausgedehnte und wichtige
Bezirke deperitonealisiert sind,

– Dünndarmileus mit Rezidiven,
– inkompletter Ileus bei Verwachsungen,
– Peritonitis tuberculosa,
– verschwartende Peritonitis,
– Strahlendarm,
– chronisch dilatierter Darm (M. Crohn, Strahlenstenosen).

Prophylaktische Gründe

– Generalisierte Peritonitis mit Verklebung der Darmschlingen,
– nach ausgedehnten abdominellen Eingriffen mit großflächigen Peritonealdefekten,
– ausgedehnte Defekte des Bauchfells an der Bauchwand,
– bei der Gefahr des Platzbauches,
– nach tiefen und gefährdeten Darmanastomosen (Bestrahlungsgebiet, Peritonitisdarm u.a.),
– diffuse Peritonealkarzinose und sonst guter Allgemeinzustand,
– postoperative Dekompression des Darmes bei „paralytischem Ileus".

Material

1. Miller-Abbott-Sonde
   Zweiwegesonde: Außendrain an der Spitze und seitlich perforiert und eine Innensonde zur Füllung eines endständigen Ballons zur Blockade des Darmlumens und/oder Fixation des Drains in bestimmten Darmabschnitten. Früher aus Gummi, heute verwendetes Material PVC.
2. Dennis-Sonde
   Dreiwegesonde. Kunststoff, ebenfalls zur Blockade dienender Spitzenballon, seitliche Öffnung zur Dekompression und Entlastung, dritter Weg zur Dauerspülung.
3. Intestinale Dekompressionssonden mit Markierung der Spitze des Katheters durch eingearbeitetes Quecksilber. Dient als Zweiwegesystem mit radiologischer Markierung.

Technik

Die Sonde wird dem Patienten transnasal eingeführt und digital oder instrumentell über das Duodenum fortgeführt. Nicht immer gelingt es, die Sonde in und über das Duodenum zu transportieren. Es empfiehlt sich daher, dieses am narkotisierten Patienten intraoperativ unter radiologischer Kontrolle oder mit speziellen Sonden und Hilfsinstrumenten durchzuführen. Hilfreich erweist sich dabei die Kocher'sche Mobilisation. Es gibt aber nicht wenige Kranke, bei denen auch dieses Vorgehen mißlingt. Dann muß man über eine Gastrotomie (im Kleinkindesalter) oder über eine Dünndarmeröffnung und Einnähen nach Witzel und Heidenhain den Dünndarm schienen (Abb. 5.21).

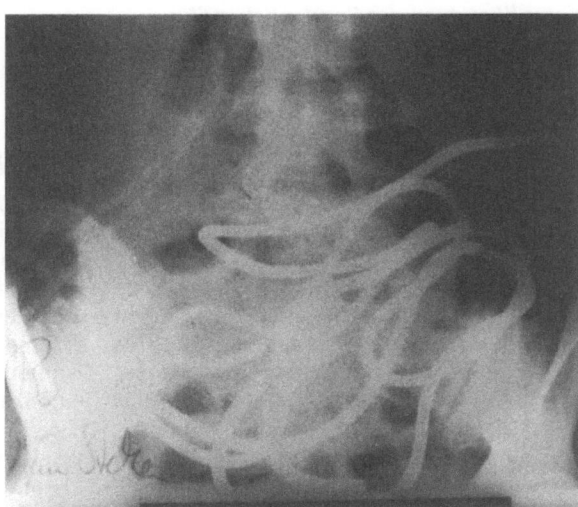

Abb. 5.21. Miller-Abbott-Sonde in situ

Bei dem letztgenannten Verfahren verwendet man die erste Jejunumschlinge und eröffnet das Lumen handbreit unterhalb des Treitz'schen Bandes. Dies hat den Vorteil, daß die Dünndarmschlinge locker nach links in die Bauchwand gelagert werden kann.

Behandlung

Die intraoperative Darmdekompression mit den Händen ist nicht unproblematisch. Die kombinierte Darmdekompression mit der Sonde ist schonender, weil nachweislich weniger Serosadefekte entstehen und keine Endotoxinämie provoziert wird. In der Regel wird die geblockte oder ungeblockte Sonde 36 h belassen, weil man so lange mit einer Dünndarmatonie rechnen kann. Danach wird die mit Pflaster fixierte Schiene gelockert und gering gezogen. Beginnt die Peristaltik des Darmes zu arbeiten, wird die Sonde zwangsläufig transportiert.

Nach 4–6 Tagen kann die Sonde um die Hälfte und dann täglich um weitere 30–40 cm gezogen werden (primäre intragastrointestinale Länge: 240 cm). Nach sechs bis maximal acht Tagen muß die Sonde entfernt werden.

Bestimmte Abweichungen von diesen „Mittelwerten" muß jeder Chirurg von seinen Erfahrungen und Ergebnissen abhängig machen. Es gibt auch hier keine Standardregelung.

Komplikationen der Sondenbehandlung

– Frühe luminale Verstopfung – keine Ableitfunktion,
– Sondenknickung und -verschlingung (auch Knotenbildungen sind beschrieben),
– Druckulzera durch Sondendruck,
– erosive Blutungen in der Darmschleimhaut,
– Sondentransport über die Bauhin'sche Klappe (die Sonde kann meist nicht mehr retrograd gezogen werden, es empfiehlt sich dann, die Sonde abzuschneiden und orthograd via naturalis austreten zu lassen. Geduld, Aufklärung des Patienten und der Angehörigen sowie gelegentliche Röntgenkontrolle vermeiden zusätzliche Operationen),

– Reoperationen nach Sondenverwicklungen und dadurch mögliche „Volvulusbildung" beim Ziehen.

Tabelle 5.16. Innere Schienung: Art der Komplikation

Bei 202 Patienten 9 behandlungsbedürftige Komplikationen
6mal Drucknekrosen und schwere gastrointestinale Blutungen
1mal Drucknekrose mit freier Perforation
1mal Sondenverwicklung (Reoperation)
1mal Invagination und mechanischer Ileus (Reoperation)

Vorteile der Sondenbehandlung

– Präoperative Darmdekompression,
– Vermeidung von Zweit- und Reeingriffen bei persistierendem Ileus,
– Vermeidung von Darmschäden bei Duplikationsoperationen,
– im Vergleich zu anderen Verfahren zeitsparend und schonend.

Derzeit sind „Einmalsonden" in der Erprobung. Diese Einmalsonden bestehen aus organisch resorbierbaren Stoffen. Die Sonde wird nach 8–14 Tagen aufgelöst. Alleinige Erfahrungen mit dieser Methode haben Heinemann und Düben et al. gemacht (persönliche Mitteilungen).

5.11.4 Die Aszitesbehandlung durch innere Drainagen

Grundprinzipien

Die Umkehr des Lymphstromes durch prä-, intra- und posthepatischen Block ebenso wie die Blockade der V. cava oder Verletzung von retroperitonealen Lymphgefäßen (Chylaskos) können passager und bei einzelnen Krankheiten auf Dauer medikamentös behandelt werden. Dies gilt vor allem bei den intrahepatischen Ursachen. Es gibt noch Aszitesformen, die durch Kapazitätsprobleme des Rücktransportes bedingt sind [Kinmonth und Földi s. Eckert 1976].

Es handelt sich in diesen Fällen um anatomische Varianten des lymphovenösen Mündungsgebietes.

Sieht man einmal von den früher angewandten, recht komplizierten chirurgischen Eingriffen zur Anlage einer lymphovenösen Anastomose ab, so werden seit etwa 10 Jahren Aszitespumpen zur Rückführung der Flüssigkeit in den Kreislauf benutzt [Häring 1981].

Physikalische Grundlagen

Man bedient sich der physiologischen Druckunterschiede zwischen Bauchraum und intravenösen oberen Abschnitten des Nierendrucksystems, z.B. Vv. jugulares internae oder obere Hohlvene. Mit einem ballonartigen Gummi- oder PVC-Ball kann durch Kompression mittels eines T-Ventils die Flüssigkeit in die gewünschte Richtung gedrückt werden.

Indikationen

– Entzündlicher Aszites,
– Aszites der Leberzirrhose,
– Aszites bei Kavathrombose.

Kontraindikationen

– Endstadien der Leberzirrhose,
– Tumoraszites,
– hämorrhagischer Aszites.
Der hohe Zellgehalt, die oft bakteriologische Kontamination und die fibrinolytische Aktivität des Aszites führen zu Schäden der Gerinnung und zur allgemeinen Sepsis oder bei Tumorleiden zur Metastasenausbreitung.

Technik

In der Lokal- oder Allgemeinanästhesie wird wenige Zentimeter unterhalb des Rippenbogens links oder rechts ein 6–8 cm langer Oberbauchquerschnitt angelegt. Nach der ebenfalls queren Durchtrennung der vorderen Rektusfaszie wird die Muskulatur stumpf disseziert. Das hintere Blatt der Rektusscheide, die Fascia transversalis und das Peritoneum werden nur wenige Zentimeter gespalten und der abdominelle Anteil des Drainagesystems in die Bauchhöhle gebracht.

Mit Einzelnähten oder einer zirkulären Fixationsnaht wird der implantierte Anteil in der Ebene des hinteren Faszienblattes fixiert. Der Filter des Systems, der mit einem Ventilklappenmechanismus versehen ist, wird in die Muskulatur oder eben darüber gelegt. Der proximale Anteil wird mit einem „Tunnlermandrin" subpektoral, epithorakal bis in das obere, vordere Halsdreieck hochgezogen.

Ein wenige Zentimeter langer, schräg verlaufender Schnitt an der gleichseitigen Halsregion legt den venösen Anteil des Drainagesystems frei. Nach der Durchtrennung des Platysma wird die V. jugularis externa oder interna freigelegt und über eine kleine Venotomie der nach den Längenabmessungen des Patienten gekürzte Drain intravenös so plaziert, daß weder der Vorhof noch die untere Hohlvene tangiert werden.

Nach der Drainage des Operationsgebietes erfolgt der schichtweise Wundverschluß.

Zur Verhinderung der Sondendeplazierung bei Kopfbewegungen werden Achterschlingen gelegt oder von der Industrie angebotene Sondenfixierschienen verwendet.

5.11.5 Drainagesysteme

● Shuntsystem nach Leveen (1975/76), (Abb. 5.22);
● Aszitespumpe nach Agishi (1978);
● Aszitespumpe, Denver-Modell (1980), (Abb. 5.23).
Die Sonden bleiben bei entsprechender Indikation, Pflege und Benutzung Wochen, auch Monate offen. Gelegentlich ist man gezwungen, das Ventil mit Kochsalz/Liquemin durchzuspülen. Die Durchgängigkeit kann auch mit einem wasserlöslichen Kontrastmittel radiologisch überprüft werden.

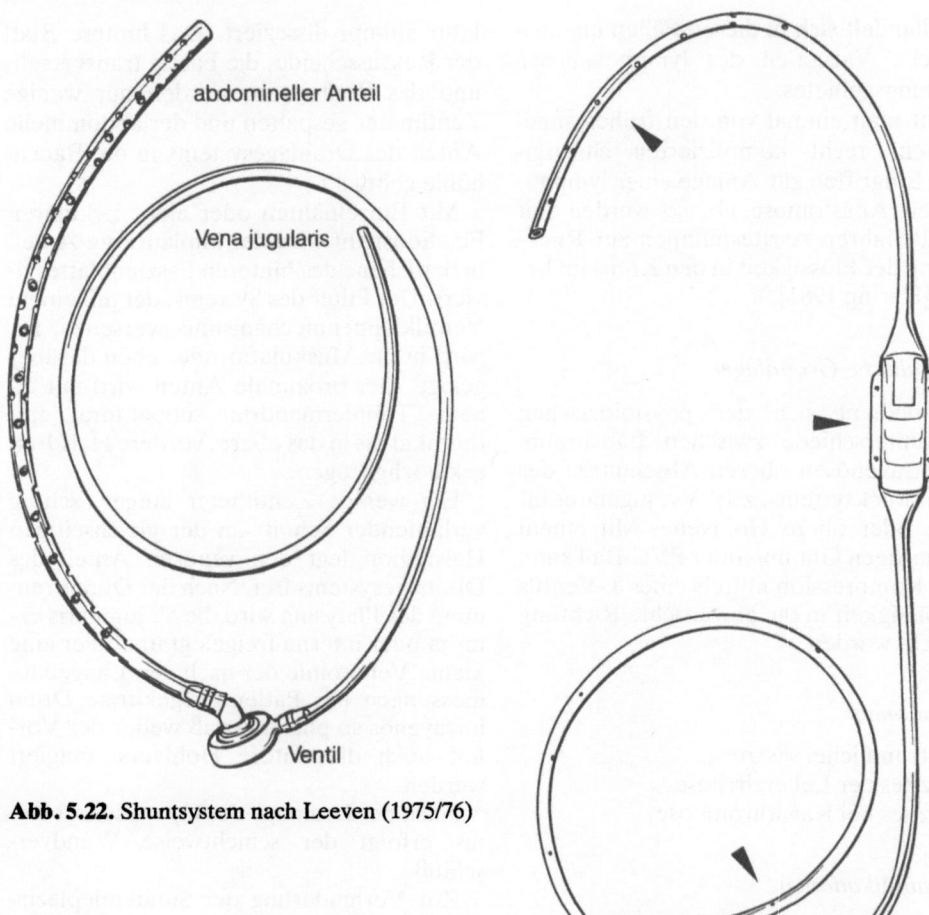

Abb. 5.22. Shuntsystem nach Leeven (1975/76)

Abb. 5.23. Aszitespumpe, Denver-Modell (1980)

6 Peritonitis

6.1 Die offene Spülbehandlung der Bauchhöhle (E. Guthy)

Das Offenlassen und Spülen infizierter Hohlräume hat sich in vielen Situationen bewährt und ist eine Standardmethode der septischen Chirurgie.

Für die infizierte Bauchhöhle gilt dies aber nur bedingt. Einerseits glaubt ein Teil der Chirurgen immer noch, den Bauch unter allen Umständen verschließen zu müssen, andererseits hat sich von den vielen Methoden zur geschlossenen Spülung des Bauches bisher keine überzeugend durchsetzen können.

Nachdem wir [Pichlmayr et al. 1975] empfohlen hatten, in bestimmten Fällen auf den üblichen Bauchverschluß zu verzichten und die infizierte Bauchhöhle offen zu behandeln, begannen wir vor einigen Jahren, bei Patienten mit diffuser Peritonitis zusätzlich für mehrere Tage eine offene Spülbehandlung durchzuführen [Guthy et al. 1980].

6.1.1 Die offene Bauchwandstabilisierung

In allen Fällen, in denen der übliche schichtweise Verschluß der Bauchwand schwierig ist und auch die durchgreifende Naht aller Bauchwandschichten nicht gelingt, führen wir die offene Bauchwandstabilisierung durch (Abb. 6.1). Stahldraht, neuerdings auch mit Kunststoffüberzug, wird wenigstens 4 cm vom Wundrand entfernt durch alle Schichten der Bauchwand gestochen und auf der Haut mit Gummischeiben unterfüttert. In letzter Zeit benutzen wir U-förmig gestochene Redon-Drains (10 Ch.), die mit Plastikplatten unterlegt werden. Sie haben den Vorteil, daß

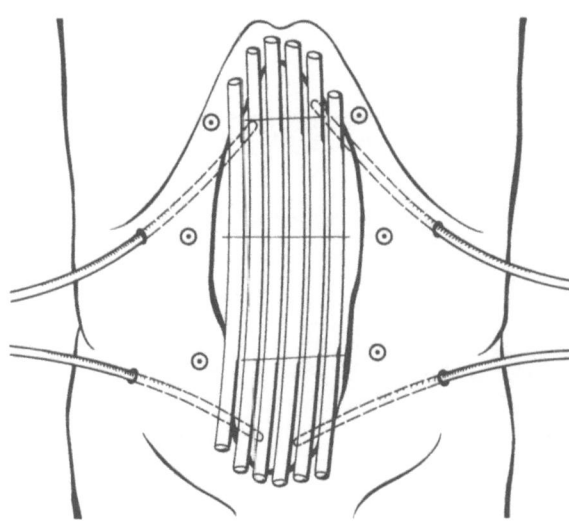

Abb. 6.1. Schema der offenen dorso-ventralen Bauchspülung von vorne

sich der Kunststoffschlauch in den Schlitzen der Plastikplatten bekneift und nur locker verknotet werden muß. Im postoperativen Verlauf kann man durch schrittweises Nachziehen die Bauchwand gelegentlich ohne erneuten Eingriff schrittweise aneinanderbringen.

Nachdem man diese Nähte bzw. Schläuche gelegt hat, verzichtet man jedoch auf das Aneinanderbringen der Bauchwandränder. Vielmehr wird die freie Strecke zwischen beiden mit Drainrohren aus Silikonkautschuk unterlegt, die wie Palisaden oder Orgelpfeifen nebeneinander liegen und so einerseits einen Vorfall des Darmes, andererseits ein Einschneiden der Drähte oder Schläuche in den Darm verhindern. Dieses Vorgehen hat den Vorteil, daß es überall und jederzeit mit Material durchgeführt werden kann, wie es in jedem Operationssaal zur Verfügung steht. Man vermeidet so den erzwungenen und dennoch unsicheren Verschluß der Bauchhöhle mit allen damit verbundenen Nachteilen für die Atmung, möglicherweise auch für die Durchblutung und den Lymphabfluß der Bauchorgane. Eiter und Sekret haben freien Abfluß, die Probleme von Platzbauch und Wundinfektion werden vermieden.

Unter feuchten Verbänden mit physiologischer Kochsalzlösung kommt es innerhalb von 10–12 Tagen zu einem Verkleben des Darmes mit der Bauchwand, auf dem freiliegenden Darm bildet sich Granulationsgewebe, und die Drainrohre können schrittweise oder zusammen mit der Stabilisierung entfernt werden. Mit einem Rückgang von Ileus und Entzündung im Bauchraum kommt es meist zu einer bemerkenswerten Spontankontraktion der Bauchwand, gelegentlich werden eine freie Hauttransplantation oder ein Sekundärverschluß notwendig.

6.1.2 Technik der offenen Spülbehandlung

Unzufrieden mit allen Versuchen, die diffus infizierte Bauchhöhle geschlossen zu spülen, haben wir die offene Bauchwandstabilisierung mit einer dorsoventralen Dauerspülung wie folgt kombiniert (Abb. 6.2). In alle vier Quadranten der Bauchhöhle werden möglichst weit dorsal großlumige (8–32 Ch.) Drainrohre aus Silikonkautschuk als Zuläufe plaziert. Die vordere Bauchwand wird wie beschrieben offen stabilisiert, wobei zwischen und auf den Silikondrainrohren Schlürfdrains plaziert werden. Durch Zulauf von Spülflüssigkeit über die dorsal gelegten Schläuche entsteht ein kontinuierlicher dorsoventraler Spülstrom, der im Bereich der vorderen Bauchwand

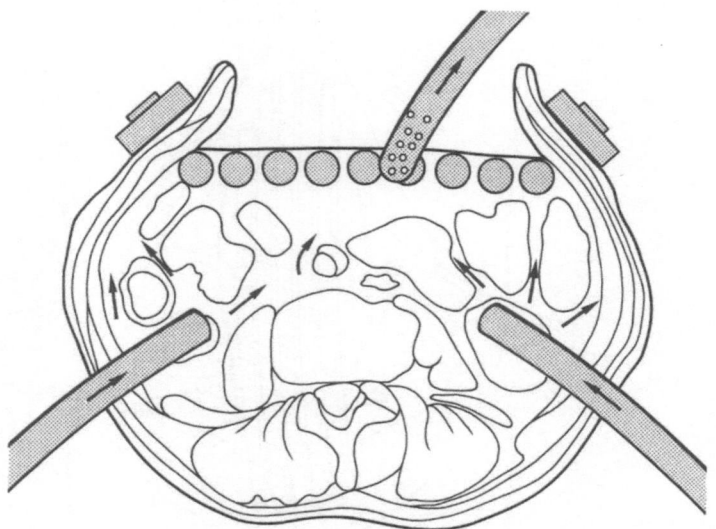

Abb. 6.2. Schema der dorsoventralen Bauchspülung (Querschnitt)

mehr oder weniger vollständig abgesaugt wird. Durch unkontrolliertes Austreten von Spülflüssigkeit neben den Absaugdrains können erhebliche pflegerische Probleme entstehen.

Wir spülen mit angewärmter Ringer-Laktatlösung in Mengen von 20–60 l/24 h über einen Zeitraum von 48–72 h, selten länger. Im Anschluß daran werden die Drainrohre als Ablaufdrains benutzt. Zwischen dem 3. und 5. Tag wird unter Berücksichtigung lokaler und allgemeiner Faktoren der Bauchraum meist erneut revidiert, ausgiebig gespült und in Abhängigkeit von den lokalen Verhältnissen verschlossen oder weiter offen behandelt; ein Verschluß sollte niemals erzwungen werden.

6.1.3 Ergebnisse

Von 100 offen behandelten Patienten wurden 57 zusätzlich gespült. Die Auswertung der Krankenakten ergibt eine Gesamtletalität um 60% und ist wegen der vielen zu berücksichtigenden Faktoren problematisch.

Es überrascht nicht, daß die Gruppe der Überlebenden jünger ist, die Ursache der Peritonitis weiter oralwärts im Magen-Darmtrakt oder außerhalb desselben liegt und kürzere Zeitspannen zwischen Beginn der Peritonitis und endgültiger Versorgung lagen. Für die Gruppe der Verstorbenen gilt sinngemäß das Gegenteil. Die Sektionsbefunde weisen in der Regel geringe oder fehlende Zeichen einer Peritonitis auf, Todesursache ist in der Regel das multiple Organversagen mit invasiver Sepsis, nicht zuletzt nachweisbar an infizierten zentralen Kathetern und positiven Blutkulturen.

Die Zuordnung von Komplikationen ist bei Patienten mit so schwerem und komplexem Krankheitsgeschehen naturgemäß schwierig. In zwei Fällen kam es nach offener Behandlung zu Dünndarmfisteln, die operativ beseitigt werden mußten, bei einer Patientin trat unter der Spülbehandlung ein Lungenödem auf, das durch Resorption von Spülflüssigkeit (mit-)bedingt gewesen sein könnte.

Die offene Bauchwandstabilisierung ist eine einfache und komplikationsarme Methode der lokalen Behandlung des infizierten Bauches; durch eine zusätzliche offene Spülbehandlung können lokale Entzündungen und invasive Sepsis günstig beeinflußt oder vermieden werden.

6.2 Geschlossene Drainagetechnik bei der diffusen eitrigen Peritonitis (M. M. Linder)

Die diffuse eitrige Peritonitis ist sekundär bakteriell infiziert. Ihre Behandlung besteht zunächst und vorrangig in der chirurgischen Sanierung der Peritonitisursache.

Über den Wert örtlicher und systemischer Zusatzbehandlungen wird nun schon seit über 100 Jahren ausführlich geschrieben und debattiert. Es sei hier nur an die mechanische Reinigung der Bauchhöhle, an die lokale Antisepsis und die parenterale antibakterielle Behandlung erinnert. Johann von Mikulicz kommt bereits 1880 auf 40 Textseiten zu dem Schluß, daß eine Drainage der Bauchhöhle nur unvollständig sein könne, meist überflüssig und daher nur in seltenen Fällen indiziert sei.

Vorteile einer Drainage

- Richtig plazierte und der Gravitation folgend ausgeleitete Drainagen können Spülflüssigkeit, Sekret und Debris ausleiten.
- Der bei der Laparotomie entstehende Totraum kann durch die Drainage obliteriert werden.
- Drains ermöglichen postoperativ die Instillation oder gar Spülung der Bauchhöhle.

Nachteile der Drainage
[von Mikulicz 1880; Yates 1905]

- Undrainierbarkeit der Bauchhöhle,
- rasches Verstopfen der Drains,

- Aszension von Keimen,
- Adhäsionen, Organläsionen und Arrosionen durch Drainagen,
- Verlust eines Drains in der Bauchhöhle.

Hudspeth [1975] berichtet über 92 Kranke mit einer diffusen Peritonitis, die er mit radikalem Debridement und ohne Drainage behandelte. Es traten keine Sterbefälle auf. Hau et al. [1979] versuchen, die Behandlung der Peritonitis auf eine pathophysiologische Basis zu stellen, und kommen zu dem Schluß, daß die Drainage bei der diffusen eitrigen Peritonitis keinen demonstrabel günstigen Effekt besitzt.

Trotzdem wenden wir an unserer Klinik eine *gemäßigte* Drainage der Bauchhöhle an (s. unten). Nach Kirschner [1926] benutzen wir sie als „letzte, aber unnötige Krücke unserer übertriebenen Gewissenhaftigkeit".

Bei genügend großer Laparotomie operieren wir also zunächst die Peritonitisursache, dann wird die Bauchhöhle mechanisch gereinigt und mit Ringer-Lösung gewaschen. Als Schlauchdrainagematerial wird Silikon-Polyvinylchlorid verwendet. Eine Sicherheitsdrainage kommt an Übernähungsstellen oder Anastomosen, weitere Schläuche drainieren nach Bedarf die Sekretsammelpunkte subphrenisch links, sub-

hepatisch rechts, parakolisch und den Douglas'schen Raum prärektal. Routine ist zumindest der Douglas-Drain. Intraoperativ wird ein parenterales Antibiotikum gegeben. Der Sicherheitsdrain wird nach teilweisem Kürzen am 9. Tag gänzlich entfernt, die anderen Drainagen je nach Sekretförderung zwischen dem 3. und 9. postoperativen Tag.

Zwischen 1978 und 1980 wurden in Mannheim prospektiv randomisiert 110 Peritonitiskranke operiert. 55 Patienten fielen in den Kontrollarm und wurden in der oben skizzierten Weise behandelt. Die Peritonitis war in $^4/_5$ der Fälle perforationsbedingt, in ¾ der Fälle diffus und bestand zur Hälfte länger als 24 h (Tabelle 6.1). Der Ursprungsort der Peritonitis geht ebenfalls aus der Tabelle 6.2 hervor. Neben der perforierten Appendizitis waren Erkrankungen von Magen, Dünn- und Dickdarm reichlich vertreten (Tabelle 6.2). Die Letalität betrug insgesamt 7%, nur einer von vier Patienten verstarb bei nicht beherrschter Peritonitis (Tabelle 6.3). Die Komplikationen, unterteilt in infektiöse und andere Formen, sind in Tabelle 6.4 aufgezeigt. Bei den lokal infektiösen Komplikationen starb ein 47jähriger Patient nach perforiertem Pankreasabszeß 60 Tage nach Drainage an ei-

Tabelle 6.1. Komplikationen bei diffuser eitriger Peritonitis (randomisierte Studie 1978–1980)

Männer	28	
Frauen	27	55 Fälle
Mittleres Alter	52 Jahre	
Perforation	44 Patienten (80%)	
davon diffuse Peritonitis	42 Patienten (76%)	
(bei 25 Patienten bestand die Peritonitis länger als 24 h, insgesamt 45%)		

Tabelle 6.2. Ausgangspunkte der diffusen eitrigen Peritonitis

Appendix	20
Magen, Duodenum	15
Dünn-, Dickdarm	12
Gallenwege	5
Andere	3
Gesamt	55

Tabelle 6.3. Postoperativer Verlauf der diffusen eitrigen Peritonitis

Fieber (Patiententage)	154	
Sekundäre Wundheilung	17	(31%)
Antibiotikumwechsel	10	(18%)
Komplikation	12	(22%)
Letalität	4	(7%)
(peritonitisbedingt)	1	

Tabelle 6.4. Komplikationen bei diffuser eitriger Peritonitis (Krankengut 12 Patienten)

	Zahl der Patienten	Davon verstorben
Infektiös		
a) *Lokal*		
Wunddehiszenz, Abszeß, Fistel	4	1
b) *Generalisiert*		
Pneumonie	4	2
Verschiedene		
a) *Lokal*	1	
b) *Generalisiert*	6	1

ner retroperitonealen Phlegmone. Zwei Kranke verstarben letztlich an einer nicht beherrschbaren Pneumonie nach perforierter Appendizitis. Ein Kranker erlag einem multiplen Organversagen. Bei den Komplikationen waren die Drainagen ursächlich nicht beteiligt.

Die Frage nach der Wirksamkeit einer „gemäßigten" Drainagetechnik bei diffuser eitriger Peritonitis läßt sich durch die vorgelegten eigenen Untersuchungsergebnisse nicht eindeutig beantworten. Die Drainage richtete zumindest keinen feststellbaren Schaden an. Der Vergleich mit eigenen früheren Kollektiven wäre nur historischer Art und somit kaum brauchbar. Die vergleichende Analyse von Komplikationen und Letalitätsangaben mit den Ergebnissen anderer Autoren führt ebenfalls zu keiner befriedigenden Aussage. Das Problem liegt im individuellen Allgemeinzustand und dem unterschiedlichen Ursprung, Ausmaß und Stadium der Bauchfellentzündung beim einzelnen Patienten mit diffuser eitriger Peritonitis. Prä- und intraoperative Befunde jedes einzelnen Patienten müßten genau quantifizierbar sein, um den Wert der operativen Therapie mit den verschiedenen Zusatzbehandlungen sicher beurteilen zu können.

6.3 Postoperative Peritoneallavage bei eitriger Peritonitis
(E. Kraas)

Bei der kontinuierlichen postoperativen Peritoneallavage müssen die hierzu verwendeten Katheter zwei Funktionen erfüllen: 1. Sie müssen Spülflüssigkeit in die Bauchhöhle leiten. 2. Sie müssen die Bauchhöhle drainieren, um die Flüssigkeit wieder aus der Bauchhöhle herauszufördern.

Für diese Doppelfunktion haben sich besonders Katheter bewährt, die sonst zur Peritonealdialyse bei Patienten mit chronisch terminaler Niereninsuffizienz Verwendung

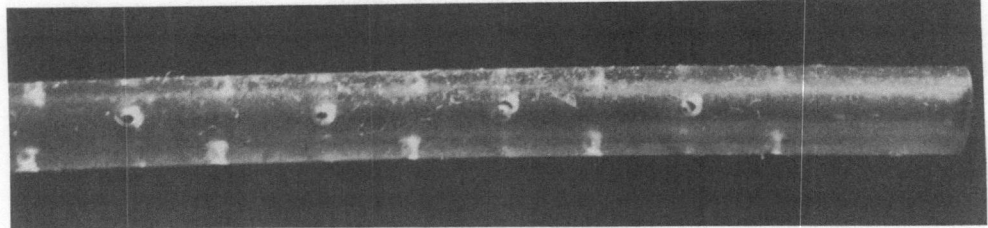

Abb. 6.3. Endständig offen und am intraabdominellen Ende mehrfach perforierter Spül-Saugkatheter

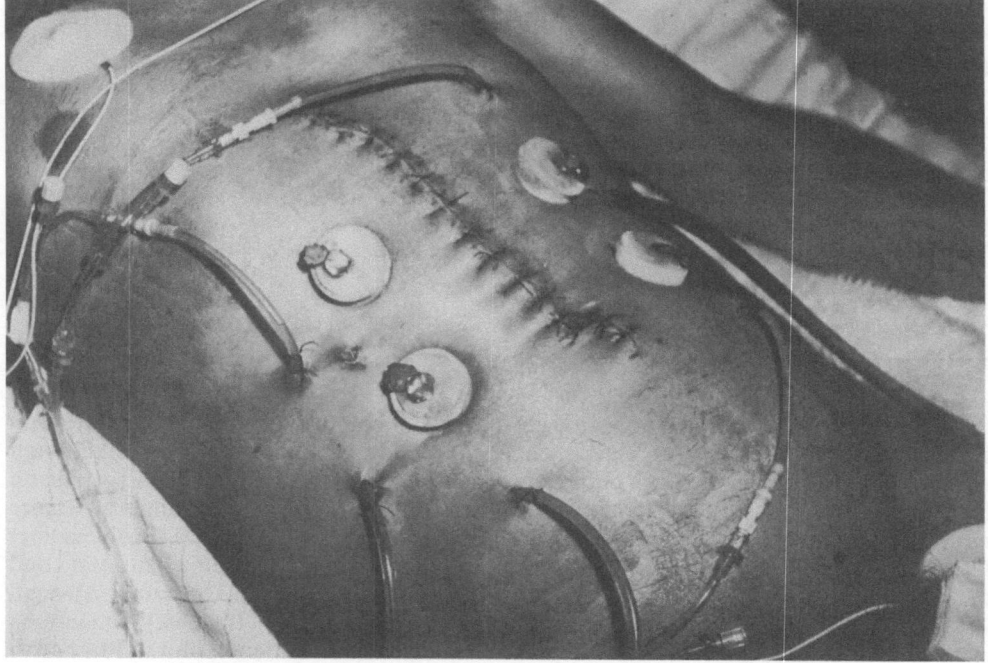

Abb. 6.4. Intensivpatient mit diffuser eitriger Peritonitis. Die Spül-Saugkatheter sind in die vier Quadranten des Bauchraumes eingebracht

finden (z.B. Tenckhoff-Katheter). Diese Katheter sind aus weichem Silikonkautschuk (Silastik). Sie haben eine Dacron-Filzmuffe, die die Durchtrittsstelle in der Bauchwand durch Einsprossung von Granulationsgewebe abdichtet. Diese Katheter sind endständig offen und haben zahlreiche kleine Öffnungen am intraabdominellen Ende, so daß ein Festsaugen beim Rückfluß von Flüssigkeit aus der Bauchhöhle verhindert wird (Abb. 6.3). Mehrere solcher Katheter werden nach sorgfältiger intraoperativer Säuberung der Bauchhöhle in die vier Quadranten des Bauchraumes eingebracht (Abb. 6.4). Ein zusätzlicher Zieldrain kommt an den tiefsten Punkt der Bauchhöhle, den Douglas'schen Raum. Unmittelbar postoperativ wird mit der kontinuierlichen Spülbehandlung begonnen, damit die Spülkatheter von Anfang an gut durchgängig sind. Da die Katheter entweder durch ein- oder ausfließende Spüllösung permanent mit Flüssigkeit gefüllt sind, kann es nicht zu Verklebungen kommen. Mit offenen Kathetern ist die Bilanzierung der Spülflüssigkeit einfach.

Die permanente Durchspülung der Bauchhöhle ist erforderlich, damit sich aufgrund von Peritonealverklebungen keine sog. Straßen durch die Bauchhöhle bilden können. Diese Verklebungen entstehen meist, wenn mit zu wenig Flüssigkeit (weniger als 10 l/Tag) gespült wird.

Schwierigkeiten bei der postoperativen Peritoneallavage treten oft dadurch auf, daß die Durchtrittsstellen der Spülkatheter durch die Bauchwand nicht richtig abgedichtet sind. Am besten hat sich deshalb eine feste Tabaksbeutelnaht des Peritoneums um den Katheter bewährt. Diese Naht wird vom Bauchinnenraum her gestochen und geknotet. Anschließend wird das am Spülkatheter fixierte Peritoneum trichterförmig in die Bauchhöhle hineingezogen, so daß der Trichter mit einer einfachen Ligatur zusätzlich fest um den Katheter herum abgedichtet werden kann (Abb. 6.5). Mit diesem Verschluß läßt sich ein Austritt der Spülflüssigkeit in die Bauchwand oder in den Verband und das Bett des

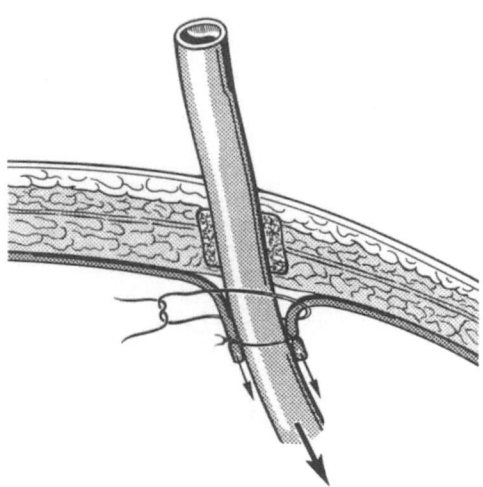

Abb. 6.5. Durchtrittsstelle des Spül-Saugkatheters durch die Bauchwand. In der Bauchwand liegt die Filzmuffe. Abdichtung durch Tabaksbeutelnaht und Ligatur des Peritoneums

Patienten in den meisten Fällen sicher verhindern.

Um ein Peritonealödem zu verhindern, sollte die Peritoneallavage nur mit hyperosmolaren Spüllösungen durchgeführt werden. Dadurch kann auch der Eiweißverlust gering gehalten werden, und die Gesamtflüssigkeitsbilanz kann negativ sein.

Ein erwünschter Nebeneffekt der Peritoneallavage bei der Peritonitis ist, daß sie stets auch im Sinne einer Peritonealdialyse wirkt und somit die bei Peritonitis gefürchtete Niereninsuffizienz verhindert oder zumindest günstig beeinflußt. Der Spülflüssigkeit kann bei Bedarf ein Antibiotikum zugesetzt werden, wodurch die lokale Applikation im Peritonealraum möglich wird. Ziel der Peritonealspülung ist es, den Übertritt von Endotoxinen aus der Bauchhöhle in Blut- und Lymphbahnen zu verhindern. Somit wirkt die Peritoneallavage gewissermaßen als Prophylaxe für einen septischen Schock.

Die kontinuierliche postoperative Peritoneallavage bei eitriger Peritonitis ist eine wichtige intensivmedizinische Therapieform geworden. Sie sollte ausschließlich bei weit fortgeschrittenen eitrigen Peritonitiden Anwendung finden, bei denen die körpereigenen Abwehrkräfte nicht ausreichen, um Keime aus dem Bauchraum zu eliminieren. Bei diesen Patienten führt die Spülbehandlung zu einer entscheidenden Keimverdünnung, so daß auch der geschwächte Organismus mit den Restkeimen fertig werden kann. Die Peritonealspülung mit Spül-Saugkathetern sollte möglichst unter den Bedingungen einer Intensivstation durchgeführt werden, da häufig eine Kombination mit anderen intensivtherapeutischen Maßnahmen wie maschinelle Beatmung und permanente kardiozirkulatorische Überwachung notwendig ist. Unter diesen Voraussetzungen kann diese Therapieform zu einer deutlichen Besserung der Prognose der bakteriellen Peritonitis beitragen.

7 Drainagen in der Frauenheilkunde

N. Lang

Die Anwendung von Drainagesystemen erfolgt in der Frauenheilkunde unter zwei Gesichtspunkten:
1. die Drainage zur Therapie eitriger Erkrankungen und
2. die prophylaktische Drainage im Zusammenhang mit operativen Eingriffen.

Die erste Indikation gehört zum klassischen Repertoire chirurgischer Therapiemaßnahmen und hat sich auch aus heutiger Sicht nicht prinzipiell geändert. Die prophylaktische Wunddrainage bei gynäkologischen Operationen hat dagegen aufgrund neuerer technischer Entwicklungen eine wesentliche Erweiterung in der Indikationsstellung erfahren. Diese Entwicklung soll im folgenden aufgezeigt und sowohl in ihrer technischen Anwendung wie auch in ihrer medizinischen Begründung diskutiert werden.

7.1 Therapeutische Drainage

Unter den durch die Inzision und Drainage zu therapierenden eitrigen, abszedierenden Infektionen der Genitalorgane steht jedem Kliniker sofort der **Douglas-Abszeß** vor Augen. Tatsächlich ist der Douglas-Abszeß jedoch heute eine seltene Erkrankung, die als isolierte Erkrankung kaum mehr vorkommt. Die Indikation zur Douglas-Punktion mit Douglas-Drainage von der Vagina aus stellt sich allenfalls, wenn die Ursache des Douglas-Abszesses bereits hinreichend klar ist (Zustand nach vorherigem operativen Eingriff) oder der schlechte Allgemeinzustand der Patientin einen größeren Eingriff verbietet. Die Abszeßspaltung erfolgt von der Vagina aus, kann aber auch durch eine hintere Kolpozöliotomie ersetzt werden (Abb. 7.1). Dieser Eingriff wird durch

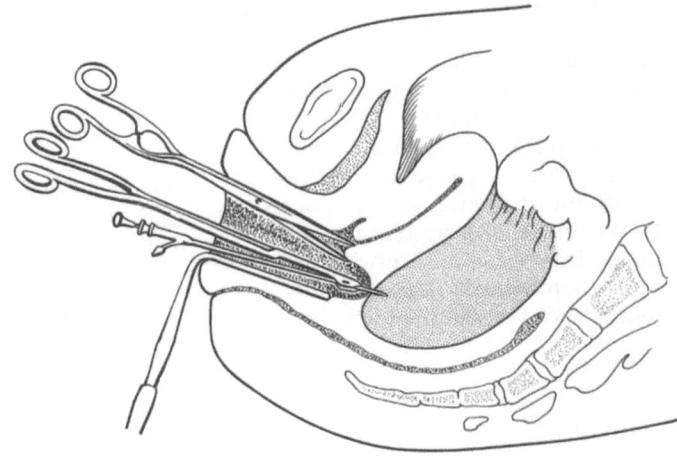

Abb. 7.1. Eröffnung eines Douglas-Abszesses mit der Landau'schen Punktionsnadel

das Einlegen eines dicken T-Drains oder auch eines großkalibrigen Bläschenkatheters beendet [Neely 1969].

Bei allen unklaren eitrigen Beckenprozessen sollte die Douglas-Punktion durch die **Laparotomie** ersetzt werden. Hierdurch wird einerseits eine sichere Diagnosestellung ermöglicht, andererseits durch Entfernung des Eiterherdes die endgültige Therapie herbeigeführt. Eiterherde, die von den Adnexen ausgehen, wie **Pyosalpinx** oder **Tuboovarialabszeß**, sind durch die **Adnexektomie** zu sanieren. In der Regel empfiehlt sich auch die zusätzliche Durchführung einer **Hysterektomie**. Diese Maßnahme erlaubt eine breite Drainage des Extraperitonealraumes über die Vagina nach außen und ist für den Gynäkologen die Methode der Wahl vor allen anderen Ableitungsverfahren, insbesondere der transabdominalen Ableitung. Ihr Vorteil liegt in der sehr kurzen Drainagestrecke zur Vagina hin und in der Vermeidung einer Disseminierung des Eiterherdes. Außerdem kommt die natürliche Schwerkraftwirkung der Effizienz einer Drainage entgegen. Falls die Hysterektomie aus bestimmten Gründen nicht vorgenommen wird, kann die Drainage auch über das hintere Scheidengewölbe zur Vagina hin erfolgen. Das kleine Becken sollte stets durch die Sigmaschlinge gegen die Bauchhöhle abgeschirmt werden.

Gegen eine konservierende Therapie eitriger Beckeninfektionen unter Erhaltung der Adnexe oder des Uterus sprechen mehrere Gründe:

- Bei massiven eitrigen Infektionen im kleinen Becken stellt sie ein Risiko der ungenügenden Herdsanierung dar, da die Infektion fast immer das gesamte innere Genitale erfaßt.
- Tritt die Infektion in Zusammenhang mit einer vorausgegangenen Schwangerschaft auf (infizierter Abort, puerperale Beckeninfektion), besteht ein zusätzlich hohes Risiko für die Entwicklung eines septischen Schocks, ausgehend vom Infektionsherd im puerperalen Uterus.

- Auch bei Vorliegen günstiger Voraussetzungen sollte man bedenken, daß ein durch Infektion zerstörtes inneres Genitale auch für die generative Funktion wertlos wird. Bei der noch jungen Frau kann bei einseitigem Adnexprozeß ein Ovar erhalten werden, wenn dieses makroskopisch gesund erscheint.

Der Drain im Douglas'schen Raum wird am Scheidenstumpf durch Plaincatnähte fixiert (Abb. 7.2). Als Drainagematerial verwenden wir großkalibrige Weichsilikon- oder Latexschläuche. Da bei massiver Pelveoperitonitis eine Peritonealisierung des Wundgebietes kaum möglich ist, wird dieses mit der Sigmaschlinge abgedeckt. Dieses Verfahren hat sich zur Begrenzung des Infektionsherdes im kleinen Becken sehr gut bewährt. Zusätzliche Drainagen über dem Bauchraum sollte man möglichst vermeiden. Sie kommen nur bei begleitender intraperitonealer Abszedierung in Frage. Hier gelten dann die für die Abdominalchirurgie gültigen Aspekte (s. dort).

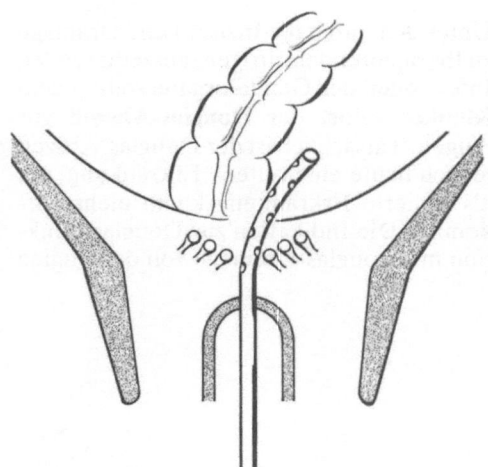

Abb. 7.2. Drainage des Douglas'schen Raumes nach Hysterektomie bei eitrigen Beckenerkrankungen. Abdeckung der Wundhöhle durch das Rektosigmoid. Geschlossenes System mit Schwerkraftdrainage über großkalibrigem Latex- oder Silikondrain

7.2 Prophylaktische Drainage

Im Gegensatz zur therapeutischen Drainage bei eitrigen Infektionen spielt heute die prophylaktische Anwendung der Wunddrainage bei gynäkologischen und geburtshilflichen Operationen eine sehr viel größere Rolle. In der Gynäkologie erhält dieser Aspekt eine besondere Bedeutung, da die Mehrzahl der gynäkologischen Eingriffe aus anatomischen Gründen nicht steril durchgeführt werden kann. Bei der Hysterektomie kommt es zu unvermeidlichen Kontaminationen der Operationswunde mit Keimen der Zervikal- bzw. der Vaginalflora. Nach den Untersuchungen von Cruse und Foord [1980] muß bei geringer Kontamination der Wunde mit einer Wundinfektionsrate von ca. 7–8% gerechnet werden. Dies entspricht auch etwa der durchschnittlichen Rate der Scheidenstumpfinfektionen nach Hysterektomien. Bei speziellen Patientengruppen, wie bei jüngeren Frauen, bei denen eine vaginale Hysterektomie erforderlich ist, muß mit noch höheren Infektionsraten gerechnet werden [Ledger et al. 1973]. Dieser Umstand hat dazu geführt, daß viele Operateure seit langem den Scheidenstumpf nicht primär verschließen und ihn nur zur Hämostase säumen. Dies führt zwangsläufig zu einer langwierigen Sekundärheilung, die bei Verwendung von Drainagen vermieden werden kann. Der Einsatz einer prophylaktischen Wunddrainage führt nachweisbar zu einer deutlichen Senkung der Scheidenstumpfinfektionen.

In einer prospektiven Studie haben Swartz und Tanaree 1976 eindrucksvoll gezeigt, daß sich die febrile bzw. infektiöse Morbidität durch Verwendung einer T-förmigen Saugdrainage sowohl bei abdominaler wie auch bei vaginaler Hysterektomie signifikant senken ließ (Abb. 7.3). Diese Senkung war mit einer Antibiotikumprophylaxe vergleichbar und am effektivsten bei einer kombinierten Anwendung. Das in dieser Studie benutzte T-Drainsystem zeigt die Abb. 7.4.

Zur technischen Durchführung einer Scheidenstumpfdrainage werden heute verschiedene Systeme benutzt. Am sinnvollsten wird ein T-Drain verwendet, der heute nicht mehr aus Gummi, sondern aus Latex

oder Silikon industriell angeboten wird. Er kann bei großem Kaliber mittels der Schwerkraftdrainage in geschlossenem System, bei kleineren Kalibern jedoch besser mit einem Niedrigsogreservoir benutzt werden (Abb. 7.5). Diese kostenaufwendigen Drainagesysteme aus Silikon lassen sich auch durch einfache Latexschläuche ersetzen. In jedem Fall wird nur der Extraperitonealraum drainiert (Abb. 7.6).

In letzter Zeit wird zunehmend die Drainage der Scheidenstumpfhöhle auf extraperitonealem Wege über eine nach lateral durch die Bauchdecken geleitete **Redon-Drainage** empfohlen (Abb. 7.7). Bei diesem Verfahren wird die Scheide primär verschlossen. Dieses Drainagesystem ist jedoch in seiner Wirksamkeit, die Rate der Wundinfektionen zu reduzieren, nicht aus-

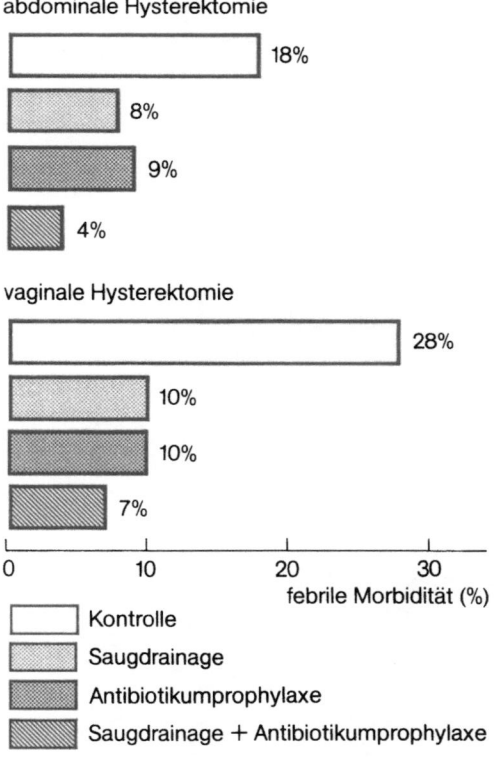

Abb. 7.3. Der Effekt der T-Drain-Saugdrainage und der Antibiotikumprophylaxe auf die febrile Morbidität bei abdominaler und vaginaler Hysterektomie. [Aus: Swartz und Tanaree 1976]

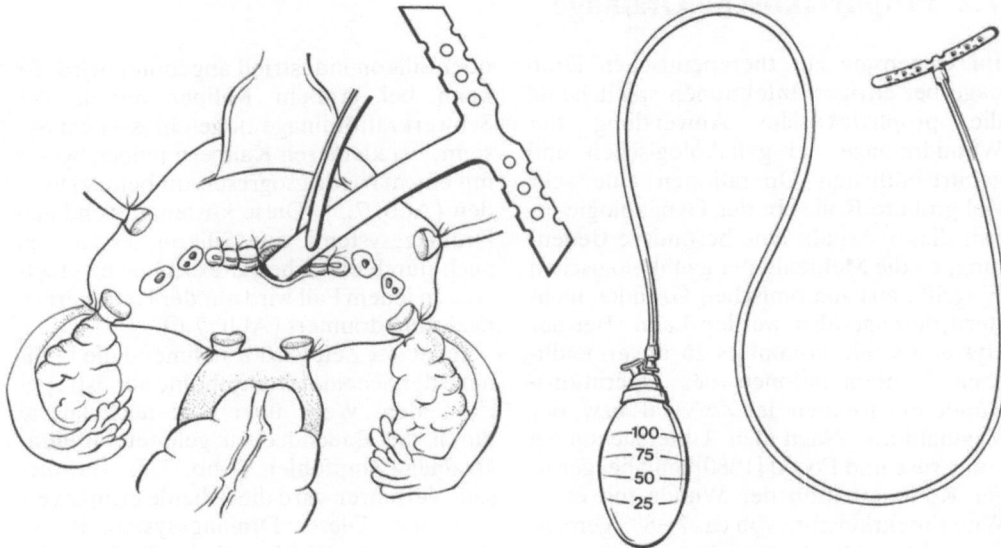

Abb. 7.4. Extraperitoneale Einlage eines T-Drains in den Scheidenstumpf bei abdominaler Hysterektomie. [Aus: Swartz und Tanaree 1976]

Abb. 7.5. T-Saugdrainage mit Niedrigsogreservoir zur transvaginalen Wunddrainage nach Hysterektomie

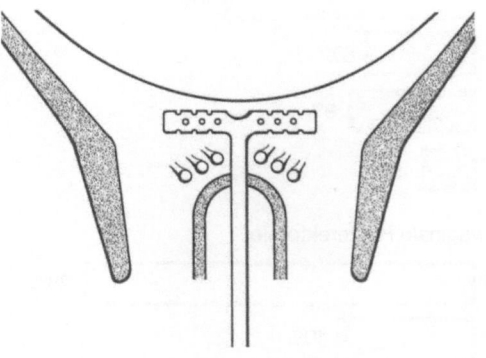

Abb. 7.6. Transvaginale Drainage des Extraperitonealraumes nach Hysterektomie durch T-Drain. Geschlossenes System mit Schwerkraft- oder Niedrigsogdrainage

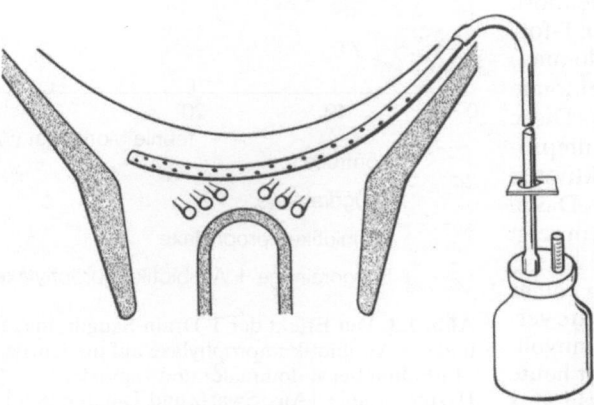

Abb. 7.7. Transabdominale Redon-Drainage des Extraperitonealraumes nach Hysterektomie

reichend gesichert. Wir selbst haben damit auch gelegentlich ungünstige Erfahrungen gemacht, da sich eine auftretende Scheidenstumpfinfektion entlang dem Drainageweg in das parametrane Gewebe ausbreiten und zu sehr langwierigen und beschwerlichen Weichteilinfektionen führen kann.

Neben der Prophylaxe der Scheidenwundinfektion nach Hysterektomie stellt die Vermeidung von **Lymphzysten** nach radikalen Karzinomoperationen eine ganz wesentliche Indikation für die prophylaktische Drainage dar. Dies gilt für die Wertheim-Meigs'sche Operation, bei der es ohne entsprechende Drainage früher fast immer zu großen Infiltraten bzw. zu Lymphzysten im kleinen Becken mit oft sehr langwierigen postoperativen Verläufen kam. Seit Einführung der Saugdrainagen wird diese Komplikation nur noch selten beobachtet, vorausgesetzt, daß die Drainage ausreichend lange durchgeführt wird und gut funktioniert. Hier hat sich die **Redon-Drainage** gut bewährt. Gute Erfahrungen haben wir auch mit Jackson-Pratt-Drains gemacht (Abb. 7.8), die eine lang-dauernde, in der Regel über zwei Wochen gehende Drainage der Lymph- und Sekretansammlungen ermöglichen. Die Verwendung niedriger Absaugdrücke erscheint gegenüber dem Hochsogsystem im Vorteil, da der Lymphfluß rascher zu versiegen scheint. Auf die zusätzliche Drainage des Scheidenstumpfes durch die Scheide muß hierbei aus physikalischen Gründen verzichtet werden. Wir verschließen die Scheide primär in der Modifikation nach Symmonds und Pratt [1961]. Zur Verringerung des Infektionsrisikos empfiehlt sich eine Kurzzeit-Antibiotikumprophylaxe.

Die gleiche Indikation zur prophylaktischen Saugdrainage ergibt sich auch bei der **radikalen Vulvektomie** sowie für die **radikale Mastektomie**. Bei beiden Eingriffen verwenden wir heute ausnahmslos Jackson-Pratt-Drains mit Niederdrucksog. Alternativ ist die kostengünstige Verwendung von Redon-Drainagen möglich.

Eine weitere Indikation für die Verwendung der prophylaktischen Drainagesysteme besteht in der **Vermeidung von Nachblutungen bzw. Hämatomen**. Diese sind gefürchtet bei dem in der Gynäkologie vorzugsweise benutzten Pfannenstiel'schen Querschnitt, bei dem eine große subfasziale Wundhöhle verbleibt. Insbesondere wenn eine Heparinprophylaxe durchgeführt wird, ist die Gefahr einer subfaszialen Hämatombildung groß. Wir legen daher relativ großzügig Redon-Drains unter die Faszie. Ob damit jedoch tatsächlich die Hämatombildung reduziert werden kann, ist nicht gesichert. Diese kann auch beim Ziehen des Redon-Drains entstehen. Die Drainage der tiefen Fettschicht bei adipösen Bauchdecken dient in erster Linie der Reduzierung des Wundinfektionsrisikos, da blutige Wundsekrete, insbesondere auch verflüssigtes Fett abdrainiert werden.

Dies gilt auch für **plastische Eingriffe an der Brust**. Wir verwenden bei Reduktionsplastiken immer Saugdrainagen nach dem Jackson-Pratt- oder Redon-System. Auch bei **Probeexzisionen** an der Brust, insbesondere dann, wenn sie aus kosmetischen Gründen mit größerer Untertunnelung der Haut einhergehen müssen, hat sich die Redon-Drainage bestens bewährt. Wir legen dabei keine Nähte in das Fettdrüsengewebe, sondern erzielen die Wundadapta-

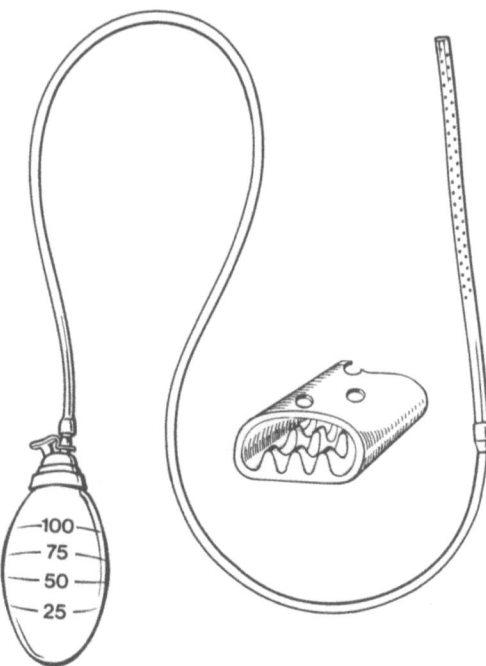

Abb. 7.8. Jackson-Pratt-Drain mit Niedrigsogreservoir

tion durch Redons bzw. Miniredons, die wir in der Inframammalinie nach außen leiten. Auf diese Weise wird die Entwicklung größerer Serome oder Infiltrate weitgehend vermieden. Der Miniredon wird nur durch Pflaster an der Haut fixiert und am Tag nach der Operation, spätestens am zweiten postoperativen Tag gezogen.

Eine weitere bewährte Indikation für die Redon- oder Miniredon-Drainage stellen **plastische Eingriffe an der Scheide** dar, wenn sie mit größeren Hohlraumbildungen einhergehen. Besonders nützlich ist ihre Verwendung bei Bulbokavernosus-Fettlappenplastik oder bei anderen Lappenplastiken.

Es lassen sich folgende klare Indikationsgebiete für die Anwendung der Wunddrainage in der Gynäkologie und Geburtshilfe herausstellen:

Obligat sollte sie bei der Therapie eitriger Infektionen benutzt werden. Gesichert ist auch ihr prophylaktischer Effekt zur Vermeidung der Scheidenstumpfinfektion nach Hysterektomie. Ebenso unbestreitbar ist ihr günstiger Einfluß auf die Wundheilung, wenn größere Hohlräume verbleiben (Pfannenstiel'scher Querschnitt) oder Lymphansammlungen zu befürchten sind (z.B. radikale Karzinomchirurgie). Die Bevorzugung von Niedrigsogsystemen scheint dabei vorteilhaft zu sein. Schließlich bewährt sich der Einsatz prophylaktischer Drainagen bei allen plastisch-chirurgischen Eingriffen, sei es an der Brust oder an der Vulva. Alle übrigen Indikationen für die Verwendung der prophylaktischen Drainage stellen sich von Fall zu Fall aus der jeweiligen Operationssituation. Es empfiehlt sich, diese Indikationen großzügig zu stellen, vorausgesetzt die Drains werden frühzeitig (24–48 h) gezogen. Gesicherte Studien über den Wert prophylaktischer Drainage gibt es allerdings nur zur Prophylaxe der Scheidenstumpfinfektion.

8 Drainagen und Drainagetechniken in der Urologie

(W. Lutzeyer)

Das spezielle Fachgebiet der Urologie unterscheidet sich von den anderen Fächern insofern deutlich, als die operative Urologie mit der höchsten Hospitalismusrate von 30% an der Spitze der Disziplinen liegt. Der Normalkeim, das Bacterium coli, ist verschwunden, Problemkeime – Proteus, Pseudomonas – mit resistenten Stämmen sind an seine Stelle getreten.

Damit ist der urologische Patient am höchsten wundinfektionsgefährdet. Für die operative Praxis ergeben sich daraus sowohl für die Prophylaxe als auch für die Therapie die folgenden Konsequenzen.

Tabelle 8.1. Häufigkeit der Lokalisation der Infektion, bezogen auf die einzelnen Organbereiche. [Nach Haschek et al. 1982]

Lokalisation der Infektion	%			%
Harnwege	40		Weibliches Genitale	2,8
Wunden	25	81	HNO-Bereich	2,5
Atemwege	16		Gastrointestinaltrakt	2,2
Sepsis	3,5		Herz und Gefäße	1,3
Haut und Subkutis	4,6		Zentralnervensystem	0,3

8.1 Kontaminationsgrade

Einteilung der Operationen nach Kontaminationsgraden, entsprechend dem Committee and Control of Surgical Infections [Altemeier et al. 1976, 1979] in
a) sauber,
b) sauber–kontaminiert,
c) kontaminiert–schmutzig.
Die urologischen Operationen können in Anlehnung an die Empfehlungen des National Research Council und die Empfehlungen von Altemeier et al. [1976, 1979] sowie von Schmidbauer und Porpáczy [1983] im Hinblick auf ihre Infektionsgefährdung anderen chirurgischen Eingriffen angepaßt werden. Sie werden deshalb in folgende Gruppen eingeteilt:
a) *Sauber,* z.B. retroperitoneale Lymphonodulektomie, unkomplizierte glatte Nephrektomie, Semicastratio, Orchidopexie.
b) *Sauber–kontaminiert* (Eröffnung der Harnwege), z.B. Teileingriffe am Nierenparenchym (Nephrotomie, Polamputation), Pyeloplastik, Pyelo- oder Ureterolithotomie, Prostataadenektomie, Sectio alta.
c) *Kontaminiert bis schmutzig* (primäre Infektgefahr!), z.B. radikale Zystektomie mit Harnableitung durch Ureterosigmoideostomie oder Anlegen eines Ileum- oder Kolon-Conduits, radikale Prostatovesikulektomie beim Prostatakarzinom, Pyonephrose, paranephritischer Abszeß, infizierter Nieren- oder Harnleiterstein.

In der *Traumatologie* des Urogenitaltraktes hängt die Einteilung davon ab, ob es sich um offene oder geschlossene Verletzungen handelt und ob gleichzeitig, beim Polytrauma zum Beispiel, andere intraabdominelle Organe oder Darmabschnitte miteröffnet sind.

In unserem Krankengut haben wir bei *Gruppe a) sauber* (meist mit drainagelosem Wundverschluß und ohne Harnableitung) keine ins Gewicht fallende Wundinfektionsrate gesehen.

In der *Gruppe b) sauber–kontaminiert* liegt sie nach den bisherigen Auswertungen bei 10%. Gesicherte Harnableitung und Drainage sowie gezielte Chemoprophylaxe setzen das Infektionsrisiko der Wunde herab.

In *Gruppe c) kontaminiert bis schmutzig* gleicht sich die Infektionsrate von 50% den übrigen bisher bekannten Statistiken an.

Schmidbauer und Porpáczy untersuchten 1983 Wundheilungen bei suprapubischer Adenomektomie und Operationen am oberen Harntrakt in Abhängigkeit vom Kontaminationsgrad:

Tabelle 8.2. Wundheilungen bei suprapubischer Adenomektomie und Operationen am oberen Harntrakt. [Nach Schmidbauer und Porpáczy 1983]

	„ps"-Heilung in % nach Adenomektomie n = 100	„ps"-Heilung in % nach Operationen am oberen Harntrakt n = 100
Sauber–Kontaminiert	8,2	17,4
Kontaminiert–schmutzig	44,4	50,0

Die Zahlen decken sich in etwa mit den unsrigen, sie steigen in der Gruppe der kontaminiert–schmutzigen, also der Gruppe c), deutlich auf die 50%-Infektionsrate an. *Beispiel:* Nierentrauma, Nephrektomie (Abb. 8.1).

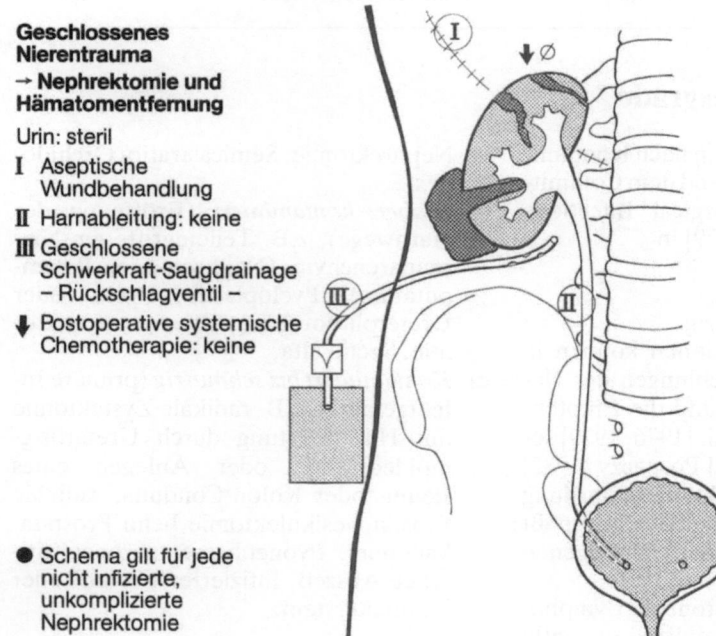

Geschlossenes Nierentrauma

→ **Nephrektomie und Hämatomentfernung**

Urin: steril

I Aseptische Wundbehandlung

II Harnableitung: keine

III Geschlossene Schwerkraft-Saugdrainage – Rückschlagventil –

↓ Postoperative systemische Chemotherapie: keine

● Schema gilt für jede nicht infizierte, unkomplizierte Nephrektomie

Abb. 8.1. Geschlossenes Nierentrauma. Wichtig: Aseptische Wundbehandlung, keine systemische Chemotherapie, keine besonderen Maßnahmen. Dieses Behandlungsschema gilt für jede unkomplizierte, nicht infizierte Nephrektomie

8.2 Gesicherte intra- und postoperative Harnableitung

Die intra- und postoperative Harnableitung sowohl an den oberen als auch an den unteren Harnwegen wird von einer exakten wasserdichten Naht unterstützt. Sowohl am Nierenbecken als auch am Harnleiter oder an der Blase muß die Naht korrekt und wasserdicht vorgenommen werden. *Beispiel:* Pyeloplastik (Abb. 8.2).

Können die oberen Harnwege nach „innen" durch eine intraoperativ versenkte Schiene oder einen Splint in die Blase abgeleitet werden, so ist dies heute der günstigste Weg. Das beste Kathetermaterial ist Silikon oder eine Silikonkautschukmischung.

Wird die Harnableitung durch ein Nephrostoma nach außen geführt, dann ist neben der Fixation ein geschlossenes Drainagesystem mit Rückschlagventil zur Vermeidung einer aszendierenden postoperativen Infektion *unerläßlich.* Die beste Harnableitung der Blase ist die suprapubische (wenn nötig), sowohl was Drainagewirkung als auch die exogene Infektgefahr betrifft. Auch hier ist das geschlossene System mit Rückschlagventil empfehlenswert. Dasselbe gilt mutatis mutandis für die transurethrale Katheterableitung.

Hydronephrose:
→ Pyeloplastik

Urin: steril

OP: ohne Komplikationen

I Aseptische Wundbehandlung

II Geschlossene Harnableitung – Rückschlagventil –

III Geschlossene Schwerkraft-Saugdrainage – Rückschlagventil –

↓ Postoperative systemische Chemotherapie: keine (kurzzeitig: ja?)

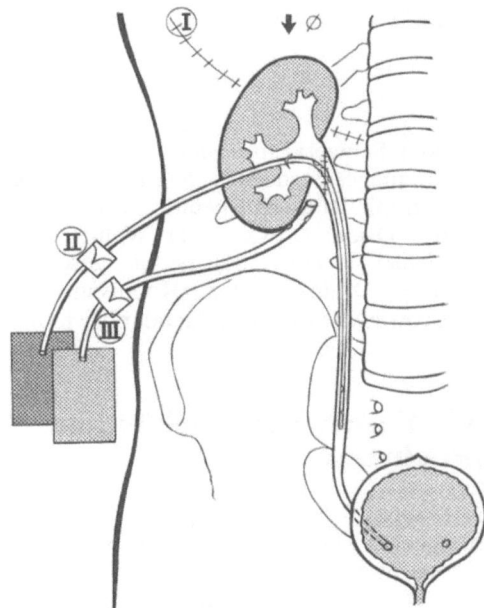

Abb. 8.2. Innere und äußere Harnableitung durch Silikonkautschuksplint. Wichtig: Rückschlagventil zur Vermeidung einer aszendierenden Infektion durch äußere Harnableitung und Drainage. Systemische Chemotherapie nur, wenn Infekt besteht

8.3 Suffiziente und nicht zur exogenen Infektion führende Wunddrainage

Die Art der Wunddrainage entscheidet häufig über p.p.- oder p.s.-Heilung der Wunde:
a) Die Drainage in den Verband gehört der Vergangenheit an.
b) Latexlangdrainagen mit halboffenen Systemen sind zu verwerfen.
c) Die Verwendung von Saugdrainagen

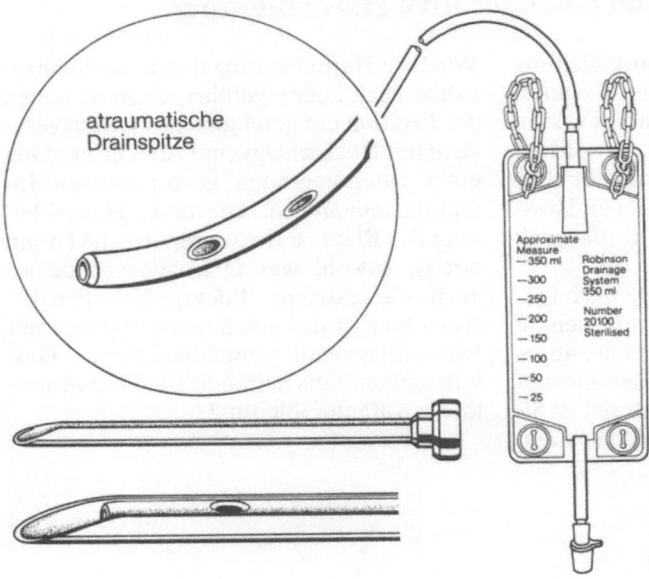

atraumatische
Drainspitze

Approximate
Measure
—350 ml
—300
—250
—200
—150
—100
—50
—25

Robinson
Drainage
System
350 ml

Number
20100
Sterilised

Abb. 8.3. Geschlossenes Drainagesystem nach Robinson und Brown. Die Drainage wird nicht durch die Wunde herausgeleitet, sondern durch eine davon entfernte Inzision. Rückschlagventil und total geschlossenes System vermeiden aszendierenden Infekt

oder Schwerkraftdrainagen, mit einem Drainagesystem aus *Silikonkautschuk* und mit Rückschlagventil versehen, ist das Drainagesystem der Wahl. Seine ideale Verkörperung ist die geschlossene Drainage von Robinson und Brown, wie wir sie selbst oder in Modifi-

kationen benutzen (Abb. 8.3).
d) Die rechtzeitige Entfernung der Drainage ist wichtig! (Tägliche Fördermenge weniger als 5—30 ml.) Manipulationen an Wundverband und Drainagesystem sind nur mit „steriler Hand" durchzuführen!

8.4 Einsatz oder Nichteinsatz einer systemischen Antibiotikaprophylaxe

a) Generell,
b) speziell kurz prä- und notwendig postoperativ.
Eine generelle systemische und lokale antibakterielle Operationsprophylaxe lehnen wir ab! In Risikofällen wird präoperativ (48 h vor der Operation) eine gezielte systemische Antibiotikaprophylaxe vorge-

nommen. Ihre postoperative Weiterführung richtet sich nach dem Operationsbefund und dem Operationsverlauf. Es gilt der Grundsatz: *Unter Beachtung der klinischen Symptomatik so kurz wie möglich!* Beispiele: infektiöser Nierenstein (Abb. 8.4) und Beckentrauma mit Blasenruptur (Abb. 8.5).

8.5 Wundbehandlung

a) Antimikrobiell antiseptisch,
b) antibiotisch prophylaktisch,
c) Perfusion, Instillation oder Irrigation der erreichbaren Harnwege mit antibiotischen oder antiseptischen Lösungen.

Operationswunden werden von uns weder prophylaktisch antimikrobiell noch antiseptisch behandelt. Waren die Harnwege eröffnet (z.B. bei infizierten Blasenoperationen), so sehen wir von einer Perfusion,

**Infizierter Nierenstein
(Pyonephrose)**

→ Pyelolithotomie

Urin: infiziert, z. B. E. coli, Proteus
OP: Eiter im Wundgebiet

I Aseptische
   Wundbehandlung

II Harnableitung?
   Wenn nötig: innere Schiene

III Geschlossene
    Schwerkraft-Saugdrainage
    – Rückschlagventil –

↓ Postoperative
  systemische
  Chemotherapie:
  testgerecht 1 Woche,
  Langzeittherapie zur
  Verhinderung des Rezidivs

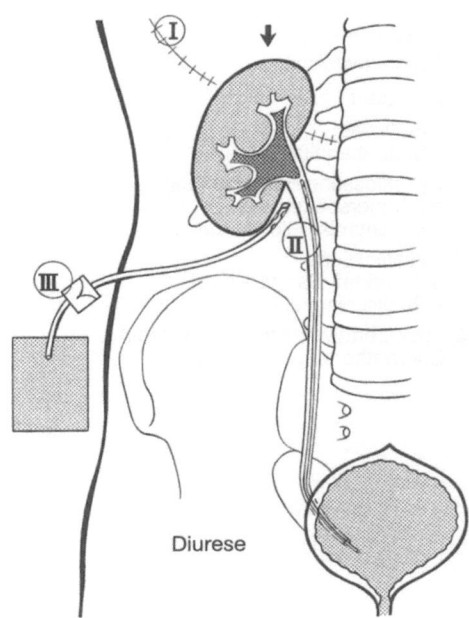

Diurese

Abb. 8.4. Infizierter Nierenstein – Pyelolithotomie. Präoperative, perioperative und postoperative systemische Chemotherapie, die testgerecht vorgenommen werden soll. Therapiedauer: 4–5 Tage

**Geschlossene Beckenfraktur
Extraperitoneale Blasenruptur
Harnröhrenruptur**

**→ Fragmentreposition
   Hämatomausräumung
   Blasennaht
   Harnröhrennaht?**

Urin: steril

I Aseptische
   Wundbehandlung

II Geschlossene suprapubische
   Harnableitung
   – Rückschlagventil –

III Geschlossene
    Schwerkraft-Saugdrainage
    – Rückschlagventil –

↓ Postoperative systemische
  Chemotherapie: 3–4mal 24 h

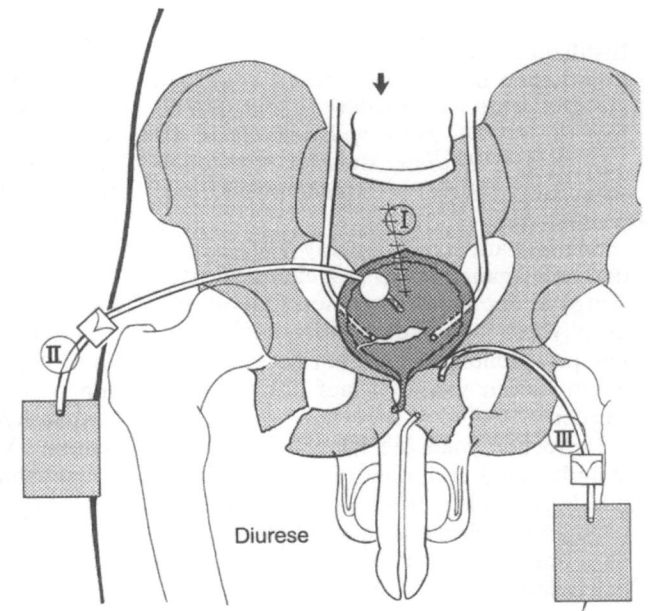

Diurese

Abb. 8.5. Geschlossene Beckenfraktur mit extraperitonealer Blasenruptur und Harnröhrenruptur. Nach kombinierter offener Wundversorgung, wie Hämatomausräumung, Fragmentreposition und Naht der unteren Harnwege kommen die geforderten Prinzipien der Harnableitung (geschlossenes System, Rückschlagventil) zur Anwendung. Postoperativ systemische Chemotherapie für 3–4 Tage

Prostataadenom
→ Adenomektomie

Urin: infiziert

I Aseptische
  Wundbehandlung

II Geschlossene Harnableitung
   mit Dauerspülung:
   ohne antimikrobiellen Zusatz

III Geschlossene
    Schwerkraft-Saugdrainage
    – Rückschlagventil –

↓ Postoperative gezielte systemische
  Chemotherapie: 3–4mal 24 h

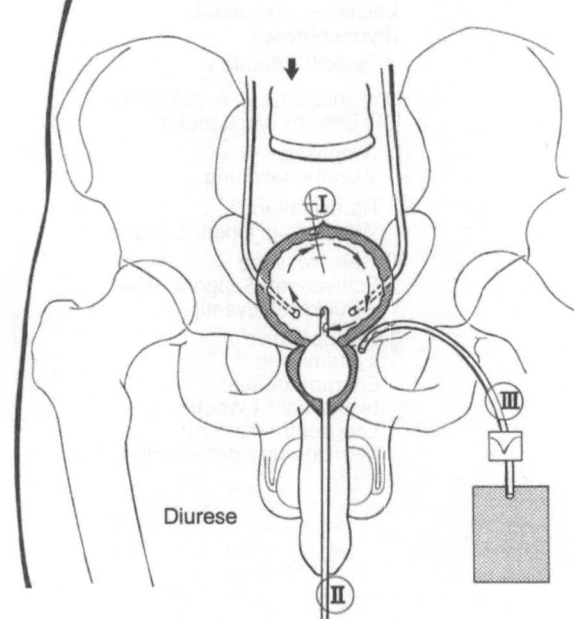

Diurese

Abb. 8.6. Suprapubische transvesikale Prostataadenomektomie. Nach heutigen Erkenntnissen nur bei starker präoperativer Harnwegsinfektion postoperativ gezielte systemische Antibiotikatherapie für 3–4 Tage

Instillation oder Irrigation der Blase mit antibiotischen oder antiseptischen Lösungen ab. Die reine Kochsalzlösung gibt denselben Effekt. *Die beste Spülmethode ist die körpereigene Diurese!* Beispiel: suprapubische transvesikale Prostataadenomektomie (Abb. 8.6).

Schmidbauer und Porpáczy [1983] zeigen den Rückgang der p.s.-Heilungen nach Aufgabe der antibakteriellen Operationsprophylaxe bei Prostataadenomektomie. Die p.s.-Heilungen konnten bei vergleichbaren Serien von 34% auf 9% reduziert werden.

Betrachtet man die Klassifizierung der Wundheilung und leitet daraus die Therapie ab, so ist die gerötete infiltrierte Wunde nicht antibiotisch oder antimikrobiell, sondern am besten mit Alkoholverbänden zu behandeln. Kommt es trotzdem zur Abszeß- oder Phlegmonebildung, so ist selbstverständlich das Vorgehen nach chirurgischen Grundsätzen angezeigt. Bei Eröffnung und Absaugen des Eiters, Ausräumen von infizierten Hämatomresten sind meh-

rere bakteriologische Kontrollen aus dem Wundgebiet erforderlich. Sicherung einer genügenden Drainage! Für den urologischen Fachbereich ist der ungehinderte Harnabfluß wichtig, ganz gleich ob vom Nierenbecken, Harnleiter oder von der Blase. Nebacetinpudersprays haben wir früher angewandt, Antibiotikaspülungen der Wunde selbst werden nur in einzelnen Fällen vorgenommen.

Die Beantwortung der eben gestellten fünf Fragen betrifft die potentielle Gefährdung der Wunde selbst. Eine Reihe krankenhaushygienischer Maßnahmen ist zu beachten: Verkürzung des präoperativen Krankenhausaufenthaltes, Operationsvorbereitung wie Enthaarung oder Hautdesinfektion, aber auch Operationsfeldabdeckung. Die vielgepriesenen Kunststoff-Folien haben sich nicht bewährt, da das Wundinfektionsrisiko gegenüber Tuchkompressen von 1,6% auf 2,4% anstieg [Schmidbauer und Porpáczy 1983]. Hygienische Faktoren und chirurgische Händedesinfektion sind wichtig. Ein Infektionsre-

servoir stellt die oft nicht hygienisch ge-
führte urologische Station dar. Patient und
vor allem *Personal* sind in der Regel Haupt-
schuldige der Kontamination, des Hospitalismus, der vermeidbaren Wundinfektion.

8.6 Zusammenfassung

Folgende Gesichtspunkte sind also für die
Prophylaxe und Therapie der Wundinfektion im Urogenitalbereich beachtenswert:
Unter Berücksichtigung der Wundeintei-
lung in sauber, sauber−kontaminiert und
kontaminiert−schmutzig sind die geschlossene Drainage, die gesicherte kontrollierte
Harnableitung und der sterile Verband
Kardinalpunkte der Prophylaxe. Die Einteilung wird anhand praktischer Beispiele
vorgestellt. Eine systemische Chemoprophylaxe wird abgelehnt. Ist die Wunde infiziert, so sollte sie nach den üblichen chirurgischen Grundsätzen revidiert werden.

Hier ist die gezielte systemische antibiotische Therapie notwendig. Bei präoperativ
kontaminiertem Harntrakt sollte lediglich
die kurze prä-, intra- und postoperative
Gabe von Antibiotika als sinnvoll aner-
kannt werden. Unter Kontrolle der gesi-
cherten Harnableitung und Drainage sind
Verbände mit antiseptischen und nicht antibakteriellen Lösungen vorzunehmen. Antibiotische Spülungen des Urogenitaltraktes
sind ineffektiv. Eine gezielte systemische
Chemotherapie ist nur dann angezeigt,
wenn durch Infektprogression Lebensge-
fahr besteht.

9 Drainagen und Drainagetechniken in der Unfallchirurgie

W. Mutschler, G. Lob

Die von Redon et al. [1954] entwickelte Vakuumsaugdrainage hat sich in allen Gebieten der operativen Medizin bewährt. Auch aus der Unfallchirurgie ist die Redon-Drainage, mit deren Hilfe Gewebehohlräume verkleinert und Blut und Wundsekret abgesaugt werden, nicht mehr wegzudenken. In der Sonderform als Spül-Saugdrainage hat sie einen festen Platz im Behandlungskonzept der akuten posttraumatischen Infektionen [Burri 1979; Burri und Rüter 1979; Lob 1982].

Indikation und Technik der Drainage werden am besten getrennt nach der Anwendung bei aseptischen und septischen Eingriffen dargestellt.

9.1 Frische Verletzungen und Wahleingriffe

Für die Versorgung von großen Weichteilwunden, Gelenkverletzungen und Frakturen gilt wie für alle Wahleingriffe, von der Implantation von Endoprothesen bis zu Metallentfernungen, daß grundsätzlich jede Wunde drainiert werden soll. Die Unterdruckdrainage stellt dabei die Methode der Wahl dar. Sie erlaubt eine Annäherung der Wundflächen und verhindert die Hämatom- oder Serombildung. Um die Infektionsgefahr zu verringern, ist die Anwendung geschlossener, steril angelieferter Einmalsysteme zu empfehlen.

Beim **Ulmer Drainagesystem** werden die Schläuche aus PVC, die im Anfangsteil mit unterschiedlich großen Perforationen versehen sind [Enneker et al. 1979; Härle 1981; Kinzl et al. 1976], in der Größe zwischen Ch. 10 und Ch. 16 eingesetzt und an eine Saugflasche mit einem Unterdruck von −0,8 atm angeschlossen. Das Einlegen der Drains muß „schichtweise", also z.B. parossär (subfaszial) und subkutan erfolgen. Die Anzahl und der Durchmesser richten sich nach der Größe der Wundhöhle. Als Anhaltspunkt kann dienen, daß z.B. eine Oberschenkelmehrfragmentfraktur, die mit Plattenosteosynthese versorgt wird, durch zwei subfasziale Drains Ch. 16 und zwei subkutane Drains Ch. 10 ausreichend drainiert wird. Gerade die subkutanen Drains sind wichtig, da hierdurch eine subkutane Naht mit der Gefahr der Fettgewebsnekrose (Infektbegünstigung) überflüssig wird. Intraartikulär genügt meist ein Drain von Ch. 10. Generell sollte man eher einmal zuviel als einmal zuwenig drainieren. Die Drains werden mit den Metallspießen von innen nach außen durchgezogen, dabei durch gut vaskularisiertes Gewebe geführt und weit genug von der Wunde bzw. dem Hautschnitt ausgeleitet (Abb. 9.1). Die Austrittsstelle wird täglich desinfiziert und steril abgedeckt. Ein Annähen der Drains ist unseres Erachtens nicht notwendig. Die Drains werden erst nach Anlegen des Verbandes und vor dem Lösen einer Blutsperre geöffnet.

In der unmittelbaren postoperativen Phase ist bei ausgedehnten Eingriffen auf eine halbstündige Kontrolle der eingelaufenen Blutmenge zu achten. Dies gilt besonders nach Operationen in Blutsperre und unter der heute üblichen Embolieprophylaxe. Die Drainage ersetzt nicht die sorgfältige Blutstillung bis zur Hautnaht!

Bei zu großem Blutverlust soll in den ersten Stunden auf die Saugdrainage verzich-

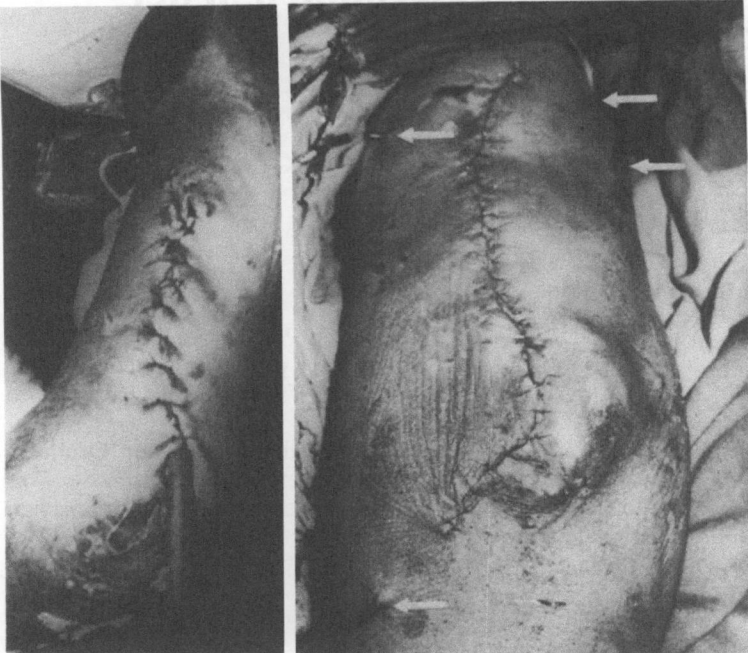

Abb. 9.1.a Fehlerhafte Versorgung einer offenen Oberarm- und Ellengelenkstrümmerfraktur mit Gummirohr und Drahtnaht
b Derselbe Patient nach Stabilisierung der Frakturen durch Osteosynthese. Sorgfältiger Hautverschluß. Ausgiebige Drainage des Wundgebietes

tet werden. Durch Entlüftung der Vakuumflasche führt man lediglich eine Überlaufdrainage durch oder klemmt nach Anlegen eines Kompressionsverbandes die Drains sogar kurz ab. Bei kontinuierlich starker Blutung ist die operative Revision frühzeitig vorzunehmen.

Da der Wechsel der Saugflasche ein Kontaminationsrisiko darstellt [Arbogast et al. 1978; Härle 1981], soll diese nur ausgetauscht werden, wenn die Flasche „vollgelaufen" oder das Vakuum stark abgesunken ist. Systeme mit Vakuumindikator sind daher empfehlenswert.

Intraartikuläre Drains werden nach 24 h entfernt, da andernfalls der Fremdkörperreiz eine vermehrte Produktion von Synovialflüssigkeit bewirkt und auch die Infektgefahr erhöht wird. Um intra- von extraartikulären Drains zu unterscheiden, leiten wir erstere in Richtung Körperstamm, letztere stammfern aus. Extraartikuläre

Drains können – je nach anfallender Sekretmenge – meist nach 48 h entfernt werden. Eine längere Liegedauer ist möglich, z.B. nach Implantation von Totalendoprothesen des Hüftgelenks bis zu 72 h; allerdings steigt auch die Rate der kontaminierten Wunden an [Arbogast et al. 1978; Härle 1981].

Läßt der Sekretfluß unmittelbar postoperativ schnell nach oder sistiert, zieht man die Drains um 1–2 cm zurück.

Eine kontinuierliche Unterdruckansaugung im spongiösen Knochen und in der Markhöhle ist kontraindiziert, da sich diese Hohlraumsysteme nicht verkleinern, folglich die Gefäße nicht kollabieren und so die Gefahr des Verblutens droht. Spongiosaentnahmestellen oder die Markhöhlen der langen Röhrenknochen dürfen also niemals direkt, sondern müssen epifaszial drainiert werden.

9.2 Indikation und Anwendung bei Infekten

Die Therapie von Infekten richtet sich nach deren Lokalisation und nach dem betroffenen Gewebe. Wenn es auf eine kontinuierliche Drainage des Infektgebietes mit einer ständigen (mechanischen) Säuberung des Wundgebietes und damit auf einen Abtransport von Bakterien, Toxin, Fibrin und Zellresten ankommt [Asche 1978; Burri 1979; Burri und Rüter 1979; Willenegger und Roth 1962], kann eine Spül-Saugdrainage eingelegt werden. Hauptindikation ist das Gelenkempyem [Lob 1982]; außerdem wird die Spül-Saugdrainage bei der akuten posttraumatischen Osteitis und im akuten Schub einer chronischen Osteitis eingesetzt.

Die Spül-Saugdrainage wird bei der Gelenkinfektion in der geschlossenen Form, sonst auch in der offenen Form eingerichtet [Burri 1979]. Da es auf die kontinuierliche Drainage des Infektgebietes ankommt, müssen die Drains richtig plaziert und das System ständig überwacht werden (Abb. 9.2).

Beim Gelenkempyem werden mindestens drei Drains (Durchmesser ab Ch. 10) eingelegt (Abb. 9.3). Ein Drain dient als zuführender, zwei als abführende Drains. Ein- und Ausfuhrrichtung können dabei gewechselt werden. Unabdingbare Voraussetzung für die geschlossene Form ist die genaue Bilanzierung von Ein- und Ausfuhr [Lob 1982].

Im offenen System fließt die Flüssigkeit über die offene Wunde ab, besser über ei-

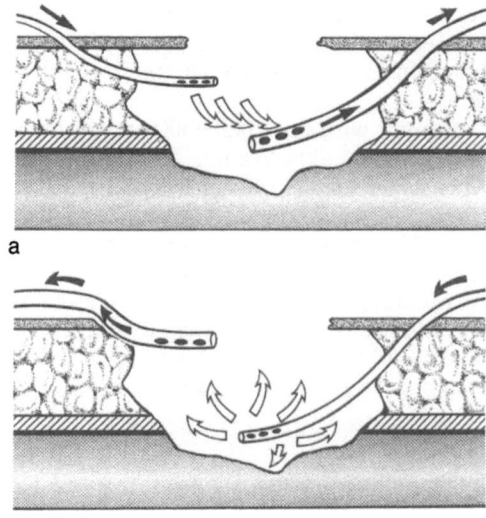

Abb. 9.2. a Falsche Technik beim Anlegen einer Spül-Saugdrainage: Die Spülflüssigkeit wird sofort vom abführenden Drain aufgenommen. **b** Richtige Technik: Der zuführende Drain liegt zentral. Nach Auffüllen der infizierten Höhle übernimmt der periphere Drain den Abtransport der Spülflüssigkeit

nen „Schlürfdrain", der an eine kontinuierlich oder intermittierend saugende Pumpe angeschlossen ist.

Alle länger verbleibenden Drains werden angenäht. Verbandwechsel sind unter Beachtung der Asepsis vorzunehmen, um

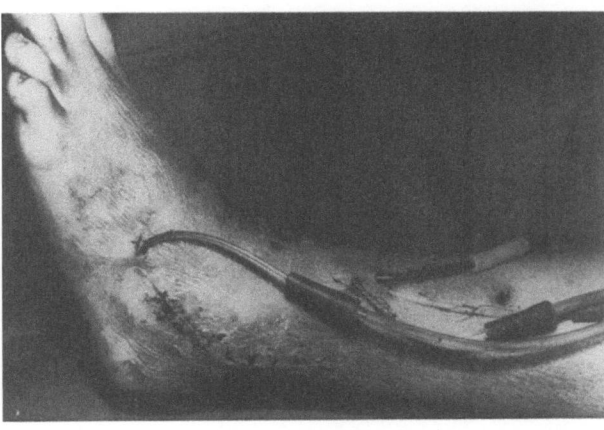

Abb. 9.3. Spül-Saugdrainage bei akuter posttraumatischer Infektion des oberen Sprunggelenkes

Keimwechseln, insbesondere zu Naßkeimen wie Pseudomonas aeruginosa, vorzubeugen. Die Flaschen mit der Spüllösung müssen optisch eindeutig von intravenös zugeführten Infusionen zu unterscheiden sein.

Gespült wird mit 2000–3000 ml/24 h einer Ringer-Laktatlösung. Physiologische Kochsalzlösung ist zytotoxisch [Burri 1979; Burri und Rüter 1979]. Antibiotikazusätze zur Spülflüssigkeit werden heute immer seltener verwendet, nachdem die Resistenzentwicklung zunimmt und ihre Wirksamkeit klinisch nicht eindeutig zu belegen ist [Burri und Rüter 1979]. Dagegen wird eine systemische Antibiotikagabe beim Gelenk-

empyem empfohlen und bei der akuten posttraumatischen Osteitis nach Erstellung eines Antibiogramms häufig befürwortet [Burri und Rüter 1979; Kinzl et al. 1976].

Beim Gelenkinfekt soll eine Spül-Saugdrainage etwa 8 Tage das ruhiggestellte Gelenk säubern. Vor dem schrittweisen Ziehen der Drains wird für 2–3 Tage nur noch gesaugt [Lob 1982]. Im Falle der posttraumatischen Osteitis kann die Spülbehandlung über 1–3 Wochen notwendig sein. Als Kriterium für die Beendigung der Spül-Saugdrainage dient allein der klinische Eindruck vom Rückgang der Infektion, nicht der Nachweis einer bakterienfreien Spülflüssigkeit [Burri 1979].

10 Experimentelle Untersuchungen

10.1 Untersuchungen zur Saugleistung von Drainagen
(L. Claes, C. Burri, U. Kreuzer)

In der operativen Medizin hat sich die Saugdrainage bewährt, um entstandene Ge-
webshohlräume zu verkleinern und die Hä-
matom- und Serombildung zu verhindern.
Die Wirksamkeit der Saugdrainage ist unter anderem abhängig von einem gleichmäßigen Saugeffekt an allen Perforationen des
im Wundbereich liegenden Drainabschnit-
tes.

Schon vor zwei Jahrzehnten wurde bei
den ersten Saugdrainagen nach Redon beobachtet, daß nur die ersten Perforationen
eine signifikante Saugleistung erbringen
[Burri 1980]. Diese Erkenntnis führte 1974
zur Entwicklung eines neuen Drains [Wol-
ter et al. 1974]. Um eine gleichmäßigere
Saugleistung über die Drainagelänge zu erhalten, wurde bei dem neuen, heute als
„Ulmer Drain" bezeichneten Drain, aus
strömungsmechanischen Gründen eine ver-
änderte Perforationsgeometrie und -länge
gewählt.

In den vergangenen Jahren wurde eine
Reihe von Untersuchungen zum Vergleich
verschiedener Drainsysteme durchgeführt
[Enneker et al. 1979; Lohfert 1980; Wolter

et al. 1974]. Die rein theoretisch-strö-
mungsmechanischen Untersuchungen ka-
men aufgrund unterschiedlicher Annah-
men zu differierenden Ergebnissen. Die experimentellen Untersuchungen wurden an
verschiedenen Modellen durchgeführt und
waren daher nicht direkt vergleichbar.

Von uns wurden deshalb experimentelle
Untersuchungen zur Saugleistung dreier
prinzipiell unterschiedlicher Draintypen
unter standardisierten Bedingungen in vitro und in vivo durchgeführt.

10.1.1 Material

Die drei getesteten chirurgischen Drainagesysteme waren der Redon-Drain, der Ulmer Drain und der Variodrain (Spiral-
drain). Alle wiesen den gleichen Außendurchmesser (12 Ch.) auf. Die Perfora-
tionslängen waren unterschiedlich und betrugen beim Redon-Drain 120 mm, beim
Ulmer Drain 55 mm und beim Variodrain
90 mm (Abb. 10.1). Während der Redon-
Drain über die ganze Perforationslänge
gleich große Löcher aufweist, hat der Ul-

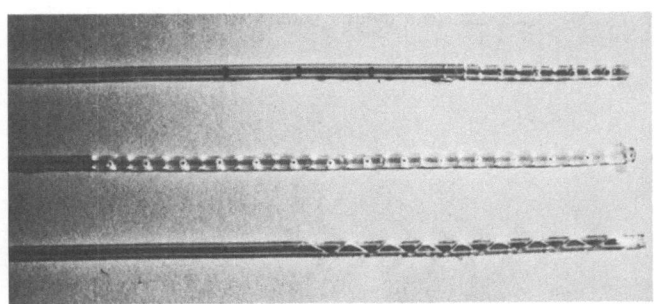

Abb. 10.1. Draintypen. *Oben:*
„Ulmer Drain"; *Mitte:* Redon-
Drain; *unten:* Variodrain

mer Drain an der Spitze die größten Loch-durchmesser, die zum perforationsfreien Teil des Drains hin kleiner werden [Kinzl et al. 1976; Wolter et al. 1974]. Der Spiral-drain weist einen etwa gleich breiten Schlitz über die ganze Länge der Perforation auf [Tittel et al. 1974].

10.1.2 Modelluntersuchungen

Die Versuche zur Saugleistung der ver-schiedenen Draintypen wurden an einem 15-Kammermodell durchgeführt. Jede Kammer hatte die Maße $9 \times 165 \times 151$ mm und ein Volumen von 225 cm³. Die Drains wurden durch Bohrungen am Boden dieser Kammern in das Modell eingeschoben. In jeder Kammer befanden sich zwei Sauglö-cher (bei Redon- oder Ulmer Drain) bzw. ein gleich langer Saugschlitz (beim Spiral-drain). Die einzelnen Kammern waren ge-geneinander abgedichtet. Das Ende der Drains wurde an den Eingang eines Ventil-blockes angeschlossen, an dessen Ausgang die Saugleitung mit integriertem Druck-meßelement lag (Abb. 10.2). Die abge-saugte Menge destillierten Wassers wurde von einer elektrischen Waage gemessen, die Saugmenge in Abhängigkeit vom Saug-druck und von der Saugzeit aufgezeichnet. Die Versuche wurden mit drei verschiede-nen Unterdrücken (80 000, 15 800, 7 900 Pa) durchgeführt. 80 000 Pa war der durchschnittliche Unterdruck der verwen-deten Drainageflaschen zu Versuchsbe-ginn, der mit der Zunahme der Saugmenge abnahm. Die Unterdrücke mit 15 800 und 7 900 Pa erhielten wir durch eine entspre-chende Flüssigkeitssäule.

Zur Dokumentation der Saugleistungen der einzelnen Drainageabschnitte fotogra-fierten wir das 15-Kammermodell während der Phase des annähernd konstanten Un-terdruckes, wenn 300 ml angesaugt waren, und ermittelten aus jeweils drei Messungen ein mittleres Saugprofil.

Ergebnisse: Die Saugleistung (angesaugte Menge pro Zeit) lag bei dem Ulmer Drain höher als bei den beiden anderen Drainty-pen. Die durchschnittliche Saugleistung während der Phase der nahezu konstanten Unterdruckverhältnisse (5×10^4 Pa Unter-druck) in der Saugflasche lagen beim Ulmer Drain bei 11,5 ml/s, beim Variodrain bei 10,4 ml/s und beim Redon-Drain bei 9,3 ml/s. Bei geringeren Unterdrücken von 7 900 Pa war die angesaugte Flüssigkeits-menge geringer, das Verhältnis der Saugle-istungen blieb jedoch etwa gleich. Der Ul-mer Drain erreichte bei diesem Unterdruck eine Saugleistung von 3,07 ml/s, der Vario-drain 2,5 ml/s und der Redon-Drain 2,47 ml/s. Alle Drains saugten unabhängig von der Perforationslänge im wesentlichen über die ersten 5 Kammern (50 mm Länge, Abb. 10.3). Ebenfalls bei allen Drains wur-den die höchsten Saugleistungen in der 1. Kammer, d.h. am Perforationsbeginn be-obachtet. Die Saugprofile über die aktiven 5 Kammern zeigten jedoch deutliche Un-terschiede. Die geringsten Differenzen zwi-schen den Saugleistungen der 1. und 5. Kammer traten bei dem Ulmer Drain auf

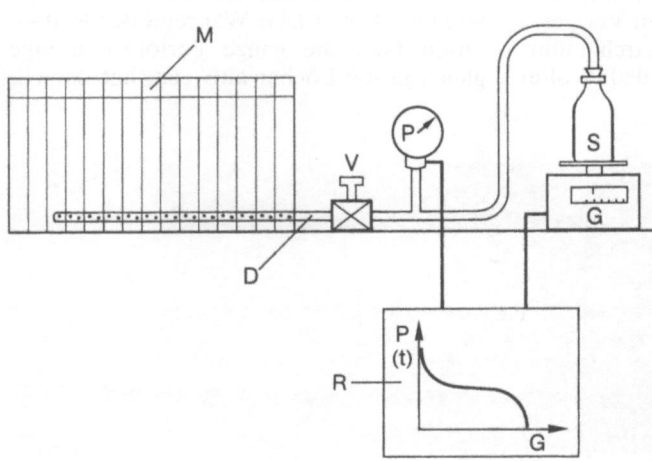

Abb. 10.2. Versuchsanord-nung des Mehrkammermo-dells. *M* Mehrkammermodell mit Aqua dest. *D* Drain. *V* Ventil. *S* Vakuumflasche. *P* Elektronisches Druckmeßge-rät (HB P 3M). *G* Elektroni-sche Waage (Sauter K 1200). *R* Recorder (Metrawatt Servogor XY 733)

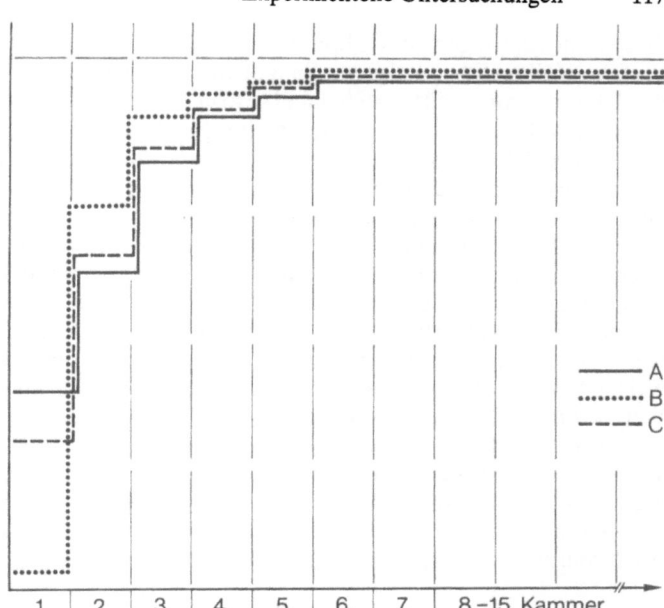

Abb. 10.3. Vergleich der Saugprofile der getesteten Draintypen bei einem Unterdruck von
5×10^4 Pa. A „Ulmer Drain".
B Redon-Drain. C Variodrain

1.   2.   3.   4.   5.   6.   7.   8.–15. Kammer

(Abb. 10.3), die größten Differenzen beim
Redon-Drain.

Mehr als 3 cm vom Perforationsanfang
entfernt förderte der Ulmer Drain noch
31% der gesamten angesaugten Flüssigkeitsmenge, während die Saugleistung des
Redon-Drains bereits so weit abgefallen
war, daß er nur noch 16% erreichte.

10.1.3 Tierexperimente

Wir versuchten, die tierexperimentellen
Untersuchungen den klinischen Bedingungen anzunähern und gleichzeitig zu standar-
disieren. Dazu wurden bei 12 Schafen Hämatome von ca. 300 ml Größe dadurch hergestellt, daß die A. femoralis kanüliert und
das Blut in eine subkutane Tasche am
Oberschenkel geleitet wurde. Wegen der
hohen Gerinnungsfähigkeit des Schafsblu-
tes wurden den Tieren intraoperativ 5 000
I.E. Heparin gegeben. In die Hämatome
legten wir vier Drains unter standardisierten Bedingungen ein, jeweils zwei von zwei
verschiedenen Typen. Der Wundverschluß
erfolgte mit fortlaufender Naht mit einer
zusätzlichen Abdichtung durch Nobecutan-
spray. Je ein Drain der beiden getesteten
Typen wurde an eine Vakuumflasche angeschlossen, die beiden restlichen Drains waren dabei abgeklemmt. Nach 2 min Saug-

zeit erfolgte die Messung des geförderten
Blutvolumens, die erneute Füllung des Hämatoms und die Messung der beiden noch
nicht getesteten Drains über wiederum
2 min. Durch die alternierende Messung an
den verschiedenen Drains im Hämatom
konnte ein möglicher Einfluß der Lokalisation der Drains im Hämatom auf das Meß-
ergebnis ausgeschlossen werden.

Ergebnisse: Nach einer Saugzeit von 2 min
hatte der Ulmer Drain im Durchschnitt
110 ± 46 ml, der Variodrain 61 ± 49 ml
und der Redon-Drain 71 ± 22 ml gefördert
(Mittelwerte ± Standardabweichungen).
Die angesaugten Volumenprozente ver-
hielten sich beim Vergleich Ulmer Drain :
Redon-Drain wie 62,2% : 37,8% und beim
Vergleich Ulmer Drain : Variodrain wie
61,7% : 38,3%. Damit lagen die Saugle-
stungen des Ulmer Drains signifikant höher.

10.1.4 Diskussion

Unter klinischen Gesichtspunkten ist es
wichtig, daß der im Wundbereich liegende
Drainabschnitt über den gesamten Ab-
schnitt einen möglichst gleichmäßigen
Saugeffekt aufweist. Wie die Untersuchungen zum Saugprofil gezeigt haben, sind

diese Anforderungen vom Ulmer Drain am besten erfüllt. Die günstigeren Saugprofile des Ulmer Drains stellten sich dabei sowohl bei relativ hohen Strömungsgeschwindigkeiten von 11,5 ml/s als auch bei geringeren Strömungsgeschwindigkeiten von 3 ml/s ein und sind auf die spezielle Gestaltung des Drains zurückzuführen.

Die im Vergleich zum Redon- und Variodrain höheren Saugleistungen des Ulmer Drains, die sich ebenfalls bei unterschiedlichen Strömungsgeschwindigkeiten nachweisen ließen, führen wir auf das günstigere Saugprofil des Ulmer Drains zurück.

Die Saugleistung, die primär keine wesentliche Bedeutung für die Klinik hat, ist jedoch wegen der oben dargestellten Zusammenhänge ein experimentell gut quantifizierbarer Parameter für die Effektivität einer Saugdrainage. Die unter den Bedingungen des Modellversuches mit destilliertem Wasser ermittelten Ergebnisse bestätigten sich auch im Tierexperiment, wo der Ulmer Drain die größten Blutvolumen ansaugte.

Diese Ergebnisse stehen in guter Übereinstimmung mit den klinischen Untersuchungen von Enneker et al. [1979]. Sie fanden bei einem Vergleich der Saugleistung von Ulmer Drain und Redon-Drain ein Verhältnis der angesaugten Blutvolumina von 60% : 40%. Die Tatsache, daß dieses Ergebnis von Enneker auch noch 3 Tage postoperativ gefunden wurde, zeigt deutlich, daß auch unter den Bedingungen der klinisch üblichen Strömungsgeschwindigkeiten die Vorteile des Ulmer Drains erhalten bleiben.

10.2 Untersuchungen zur Wirksamkeit von Polyäthylen- und Silikondrainagen bei experimenteller Peritonitis

(G. Görtz, R. Häring, K. Koppenhagen, E. Reuter, L. C. Tung)

Die Drainage der Bauchhöhle gehört bei der Peritonitisbehandlung zu den adjuvanten Maßnahmen. Nach chirurgischer Beseitigung der Peritonitisursache entlastet die Drainage die Peritonealhöhle von nachfließendem eitrigen und toxinhaltigen Peritonealsekret. Je nach Schwere, Ausmaß und Verlauf der Peritonitis werden die Drains auch zur postoperativen Instillation oder Spülung mit antimikrobiell wirksamen Lösungen benutzt [Aeberhard und Beuchat 1979]. Jedem Chirurgen ist bekannt, daß die Förderleistung von Bauchdrains oft schon nach wenigen Stunden durch Verstopfungen eingeschränkt ist. Experimentelle Arbeiten von Ott (1878), Delbet [1889] und Yates [1905] haben bewiesen, daß die effektive Funktion von Bauchhöhlendrainagen durch Verklebung, Abkapselung und Adhäsionsbildung in kurzer Zeit aufgehoben ist. Durch Veränderungen des Drainmaterials, der Drainform und der Drainagetechnik wurde häufig versucht, die Effektivität von Drainagen zu steigern und Nebenwirkungen zu vermindern.

In einem Peritonitismodell am Kaninchen wurde experimentell untersucht, ob zwei verschiedene Kunststoffmaterialien, Silikon und Polyäthylen, eine unterschiedliche Wirkung als Bauchhöhlendrains besitzen.

10.2.1 Versuchsmodell

Unter aseptischen Operationsbedingungen wurde Kaninchen unter Nembutalnarkose nach medianer Oberbauchlaparotomie ein Drain in den Oberbauch gelegt und extravulnär an der linken Unterbauchseite lateral ausgeleitet. Nach Verschluß der Bauchhöhle wurde über diesen Drain eine flüssige Keimsuspension in einer Gesamtmenge von 2 ml/kg Körpergewicht über 2 h mit einem Perfusomaten intraperitoneal instilliert. Die Keimsuspension enthielt 6×10^7/ml E. coli ATCC11229 und 2×10^7/ml Bacteroides fragilis ATCC23745. Diese Keimmenge induziert nach langsamer kontinuierlicher Instillation eine bakterielle Peritonitis. Nach 2 h wurden die Tiere einzeln in Pyrogen-Testboxen (EHRET-GmbH, D-7830 Emmendingen) gesetzt und die Drainage abgeleitet.

Die Versuche wurden an 48 männlichen Bastardkaninchen mit einem durchschnittlichen Gewicht von 3 kg durchgeführt. Jeder Versuchsgruppe wurden 24 Tiere nach Zufallszahlen randomisiert zugeordnet. 12 Tiere jeder Gruppe wurden nach 48 h, die restlichen 12 Tiere nach 14 Tagen durch Nembutalüberdosierung getötet.

10.2.2 Material

1. Silikondrain, Silastic® Easy View-Drain (Dow Corning Europe, B-1170 Brüssel),
2. Polyäthylendrain (Mallinckrodt).

Beide Drains hatten folgende konstante Größen: Länge 40 cm, Außendurchmesser 4 mm, Innendurchmesser 2,5 mm, distal abgestumpfte Öffnung, auf der distalen Strecke von 7 cm 12 glatte, elliptische Seitenöffnungen von 2 × 1,5 mm, beide Materialien sind transparent.

10.2.3 Methodik

1. Das *Peritonealexsudat* wurde vom auf dem Bauch liegenden Tier abgeleitet und in 8 h-Portionen über 48 h gesammelt. Die konstante Lage des Tieres war durch die Pyrogen-Testbox garantiert.
2. Nach 48 h wurde ^{99m}TcHSA (markiertes Humanserumalbumin) mit einer Gesamtaktivität von 1−2 mCi in 5 ml physiologischer Kochsalzlösung über die Drainage i.p. instilliert und anschließend ein *Szintigramm des Abdomens* mit einer Dyna-Kamera aufgezeichnet. Nach 2, 5, 10 und 20 min wurde das jeweilige Verteilungsmuster fotografisch dokumentiert. Die Aktivitätsabnahme über dem intraabdominellen Drainende wurde in ROI-Technik ausgewertet und in Form eines Aktivitäts-Zeithistogramms dargestellt. Das Ergebnis wurde mit dem Auftreten von Verklebungen des Drains verglichen.
3. Die Häufigkeit von Netzverklebungen mit dem Drain, Druckläsionen von Organen durch den Drain sowie Verstopfungen des Drains werden als *Frühkomplikationen* bei der Sektion von jeweils 12 Tieren jeder Gruppe nach 48 h protokolliert. Allen übrigen Tieren wurde der Drain ebenfalls nach 48 h entfernt.
4. Als *Spätkomplikation* wurden nach Tötung der Tiere nach 14 Tagen die Häufigkeit von Abszessen und Verwachsun-

gen an der Drainaustrittsstelle und übrige intraabdominelle Verwachsungen protokolliert.

10.2.4 Ergebnisse

In den ersten 8 h hatte die Silikondrainage eine mittlere Fördermenge von 23,8 ml, die Polyäthylendrainage von 10,55 ml (2p < 0,01). Die mittleren Fördermengen in den folgenden Sammelperioden betrugen für Silikon (Polyäthylen):

8−16 h   3,35 ml (2,15 ml),
16−24 h   1,78 ml (1,14 ml),
24−32 h   1,95 ml (0,59 ml).

Zwischen beiden Versuchsgruppen bestand keine signifikante Differenz (Abb. 10.4).

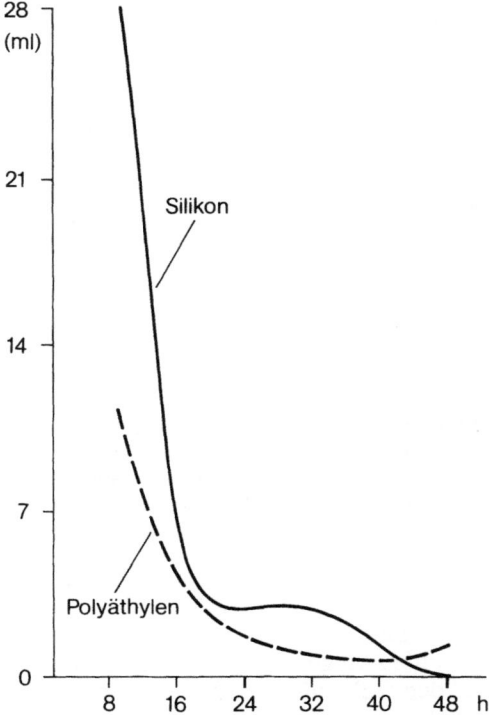

Abb. 10.4. Fördermenge an Peritonealexsudat nach Drainage der Bauchhöhle mit Silikon- und Polyäthylendrains. Dargestellt sind Kurvenapproximationen mittels geglätteter *Splines* der Mittelwerte und Standardabweichungen. Die Fördermenge der ersten 8 h ist signifikant.
$2p < 0,01$
$\bar{X}_{8\,h\,Polyäthylen} = 10,55\ ml \pm 9,81\ ml$,
$\bar{X}_{8\,h\,Silikon} = 23,83\ ml \pm 8,69\ ml$

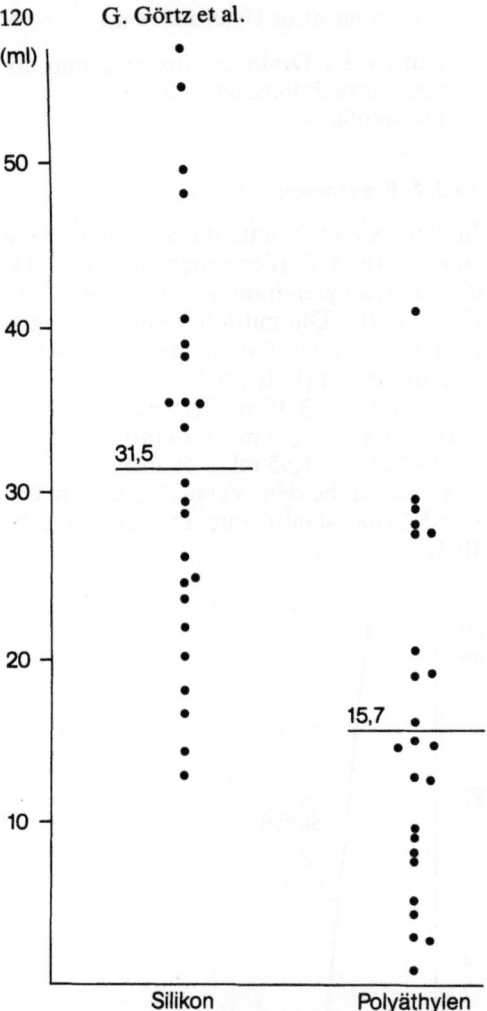

Abb. 10.5. Durchschnittliche Fördermenge und Verteilung der Einzelmeßwerte an Peritonealexsudat bei experimenteller Peritonitis am Kaninchen nach Drainage der Bauchhöhle mit Silikon- und Polyäthylendrain. $n = 24$/Gruppe, $t = 48$ h, $2p < 0,01$

Die mittlere Fördermenge während der gesamten Liegedauer der Drainage betrug für den Silikondrain 31,5 ml, für den Polyäthylendrain 15,68 ml ($2p < 0,01$), (Abb. 10.5).

Bei der Abdominalszintigraphie nach 48 h konzentriert sich das Nuklid nach der Instillation zunächst um das distale Drainende und verteilt sich dann sukzessive über das gesamte Abdomen. Dabei lassen sich zwei unterschiedliche Verteilungsgeschwindigkeiten beobachten. Bei den Sili-

kondrains war 6mal, bei den Polyäthylendrains 9mal eine verzögerte Nuklidverteilung im Abdomen zu messen. Im Aktivitäts-Zeithistogramm ließen sich zwei charakteristische Verläufe der Aktivität unterscheiden. Bei insgesamt 15 von 24 gemessenen Tieren war nach 48 h eine verlängerte, anhaltend hohe Aktivität über dem Drainende zu messen, die erst nach 20 min plötzlich abfiel. Bei den übrigen Tieren war das Nuklid innerhalb weniger Minuten im gesamten Abdomen verteilt. Im Aktivitäts-Zeithistogramm zeigte sich bei diesen Tieren ein kontinuierlicher, sofortiger Abfall der Aktivität über der Drainspitze.

Bei jeweils 12 gezogenen Drains der nicht szintigraphierten Tiere fanden sich interluminäre Verstopfungen der Drains in der Polyäthylengruppe 9mal, in der Silikongruppe 7mal. Druckläsionen von Organen wurden bei der Polyäthylengruppe 6mal gesehen, bei der Silikondrainage traten keine Druckläsionen auf (Tabelle 10.1). An Spätkomplikationen wurden bei der Sektion der restlichen 12 Tiere nach 14 Tagen in der Silikon-(Polyäthylen-)gruppe insgesamt 4mal (7mal) Abszesse und Verklebungen an der Drainaustrittsstelle und 6mal (8mal) an anderen Stellen im Abdomen festgestellt.

10.2.5 Diskussion

Das Drainmaterial besteht heute aus Gummi, Latex, Polyvinylchlorid, Polyäthylen, silikonisiertem Latex und Silikon. Die verschiedenen Materialien besitzen eine unterschiedliche biologische Kompatibilität (s. Kapitel 1). So führt die Freisetzung von Weichmachern aus Polyvinylchlorid und Gummi zu Gewebsreizungen und zur Verhärtung des Materials. In der Umgebung von Gummi treten stärkere entzündliche Reaktionen auf als beim Silikon [Aeberhard und Beuchat 1979; Apalakis 1976]. Bei diesen Versuchen war das frühzeitige Nachlassen der Förderleistung der Drainagen durch Verklebungen mit dem großen Netz oder durch intraluminäre Verstopfung mit Fibrinablagerungen bedingt. Diese Komplikationen waren bei beiden Drainmaterialien gleich häufig aufgetreten. Beide Drains verhalten sich im gesunden Gewebe biologisch inert [Apalakis 1976; Speirs und Blocksma 1963]. In bakteriell in-

Tabelle 10.1. Häufigkeit von Komplikationen nach Drainage der Bauchhöhle bei experimenteller Peritonitis (n = 48)

Frühe Komplikationen	Silikon (n = 12)	Polyäthylen (n = 12)
Verklebung des großen Netzes mit dem Drain	8	11
Verstopfung des Drains	7	9
Druckläsion von Organen	0	6
Späte Komplikationen	(n = 12)	(n = 12)
Abszesse, Verwachsungen		
a) an der Drainaustrittsstelle	4	7
b) intraabdominell	6	8

fizierten Wundgebieten sind die Drains ebenfalls bakteriell kontaminiert, wodurch eine stärkere Gewebereaktion ausgelöst wird, die bei beiden Versuchsgruppen gleich häufig beobachtet wurde. An der Drainaustrittsstelle waren gehäuft verstärkte lokale Gewebereizungen in Form von Abszessen und Verwachsungen bei beiden Drainagematerialien zu beobachten. Bis auf häufigeres Auftreten von Druckläsionen bei der Polyäthylendrainage, die als Folge des etwas starreren und damit weniger flexiblen Materials im Vergleich zum Silikon angesehen werden muß, traten Früh- und Spätkomplikationen in beiden Versuchsgruppen gleich häufig auf. Neben den Materialeigenschaften spielt für die Funktion der Drainage auch die Viskosität der zu drainierenden Wundflüssigkeit eine große Rolle. Eitriges und fibrinhaltiges Exsudat führt schneller zu Verstopfungen als seröses Wundexsudat. In diesem Peritonitismodell wurden die Drains in der exsudativen Phase der Peritonitis geprüft. Das Sekret ist dünnflüssig, serös und besitzt noch ideale Fließeigenschaften. In den ersten 8 h nach Beginn der Peritonitisbehandlung förderten die Silikondrains signifikant höhere Sekretmengen als die Polyäthylendrains ($2p < 0,01$). Wie sich bei röntgenologischen Lagekontrollen der Drains bei den auf dem Bauch liegenden Tieren zeigte, war eine konstante Lage nur bei den Silikondrains am tiefsten Punkt des Abdomens zu beobachten, während die starren Polyäthylendrains häufig zwischen den Darmschlingen lagen. In den späteren Sammel-

perioden ist keine unterschiedliche Förderleistung vorhanden, da durch Verstopfungen und Verklebungen die Drainfunktion eingeschränkt ist. Die erhöhte Fördermenge in den ersten 8 h ist entscheidend für die insgesamt höhere Fördermenge der Silikondrainagen über 48 h.

Bei der Sektion der Tiere fand sich als Ursache für die verzögerte Nuklidverteilung bei allen Tieren eine Verklebung des großen Netzes um die Drainage. Bei jeweils zwei weiteren Tieren der Polyäthylen- und Silikongruppen bestanden partielle Verklebungen des großen Netzes mit dem Drain, so daß das Nuklid durch die restlichen offenen Drainperforationen ungehindert austreten konnte und ein rasches Verteilungsmuster im Szintigramm zeigte. Alle übrigen Tiere mit rascher Nuklidverteilung im Abdomen hatten keine Drainverwachsungen. Die verzögerte Verteilungsgeschwindigkeit des Nuklids im Abdomen kann somit als zusätzlicher Hinweis für das Verkleben der Drainagen mit der Umgebung gewertet werden.

10.2.6 Zusammenfassung

In einer vergleichenden Untersuchung wurde bei experimenteller Peritonitis die Wirkung der Polyäthylen- und Silikondrains geprüft. Während einer Gesamtliegedauer der Drainage über 48 h wurden die Fördermenge, Frühkomplikationen (Verklebungen, Verstopfungen) und Spätkomplikationen (Abszesse, Verwachsungen) im Bereich des Drainlagers untersucht. Mit

^{99m}TcHSA wurde nach 48 h eine Szintigraphie des Abdomens durchgeführt und die Nuklidverteilungsgeschwindigkeit mit den Verklebungen der Drains verglichen. Bei fast allen Versuchstieren war die Förderleistung nach 24 h durch Verkleben oder Verstopfen der Drains eingeschränkt. Die frühen und späten Komplikationsraten waren bis auf häufigere Druckläsionen durch den weniger flexiblen Polyäthylendrain in beiden Versuchsgruppen gleich hoch. Der weniger starre Silikondrain hatte in den ersten 8 h und in der Gesamtmenge über 48 h eine deutlich höhere Förderleistung gegenüber dem weniger flexiblen Polyäthylendrain. Bei der Abdominalszintigraphie mit ^{99m}TcHSA korrelierte eine verzögerte Nuklidverteilung im Abdomen mit dem Verkleben der Drains mit der Umgebung.

Literatur

Adson, A. W., Lillie, W. L. (1927) The relationship of intracranial pressure, choked disc, and intraocular tension. Trans Am Acad Ophthalmol 30: 138–154

Aeberhard, P., Beuchat, P. (1979) Drainage und Lavage beim septischen Abdomen. Helv Chir Acta 46: 645–656

Alexandre, J. H., Chambon, H., Assan, R. (1976) Total pancreatectomy in the treatment of acute necrotizing and haemorrhagic pancreatitis. Langenbecks Arch Chir 340: 231–247

Allgöwer, M., Harder, F., Hollender, L. F., Peiper, H.-J., Siewert, J. R. (Hrsg.) (1981) Chirurgische Gastroenterologie, in 2 Bde. Springer, Berlin Heidelberg New York

Almby, B., Hierton, T. (1973) Total hip replacement with Müller's so-called self-lubricated total hip prosthesis. In: Chapchal, G. (ed) Arthroplasty of the hip. Thieme, Stuttgart

Altemeier, W. A., Burke, J. F., Pruitt jr., B. A., Sandusky, W. R. (1979) Infektionsbekämpfung in der Chirurgie. Schattauer, Stuttgart New York

Altemeier, W. A., Burke, J. F., Pruitt jr., B. A., Sandusky, W. R. (1976) Manual on control of infections in the surgical patients. Lippincott, Philadelphia

Altemeier, W. A., Todd, J. C., Inge, W. W. (1976) Gram-Negative Septicemia: A Growing Threat. Ann Surg 166: 530–542

Apalakis, A. (1976) An experimental evaluation of the types of material used for bile duct tubes. Br J Surg 63: 440–445

Arbogast, R., Kaufner, H. K., Friedrich, B. (1978) Bakteriologische Untersuchung zur Frage der aszendierenden Wundinfektion durch die Redondrainage. Chirurgische Praxis 24: 173

Asche, G. (1978) Spülsaugdrainage oder Gentamycin-PMMA-Kugeln in der Therapie infizierter Osteosynthesen. Unfallheilkunde 81: 463

Axelson, H., Schönebeck, J. (1977) Surface Structures of Unused and Used Catheters. Scand J Urol Nephrol 11: 283

Barraya, L. (1963) Le drainage abdominal en chirurgie. Presse Méd 71: 1181–1184

Becker, D. (1981) Die „Robinson-Drainage" als neues Prinzip der Wunddrainage in der Unfallchirurgie. Unfallheilkunde 84: 413–417

Beger, H. G., Gögler, H., Kraas, E., Bittner, R. (1981) Endotoxin bei bakterieller Peritonitis. Chirurg 52: 81–88

Birnholz, J. C., Frigoletto, F. D. (1981) Antenatal treatment of hydrocephalus. N Engl J Med 303: 1021–1023

Borgstroem, S., Truedson, H. (1973) Intraperitoneal drain in cholelithiasis operations. Acta Chir Scand [Suppl] 475: 1

Bourassa, M., Cantin, M., Sandborn, E. B., Pederson, E. (1976) Scanning electron microscopy of surface irregularities and thrombogenesis in polyurethane and polyethylene coronary catheters. Circulation 53: 992

Buchner, H., Kurz, W., Murri, A. (1973) Results of treatment and experiences with 500 patients with alloarthroplasties of the hip. In: Chapchal, G. (ed) Arthroplasty of the hip. Thieme, Stuttgart

Burri, C. (1979) Posttraumatische Osteitis, 2. Auflage. Huber, Bern Stuttgart Wien

Burri, C. (1980) Chirurgische Saugdrainagen. Unfallheilkunde 83: 377–379

Burri, C., Rüter, A. (Hrsg.) (1979) Lokalbehandlung chirurgischer Infektionen. Huber, Bern Stuttgart Wien

Carlton, C. K., Saunders, R. L. (1983) Twist drill craniostomy and closed system drainage of chronic and subacute subdural hematomas. Neurosurgery 13: 153–159

Caron, J. C. (1973) Total hip replacement. In: Chapchal, G. (ed) Arthroplasty of the hip. Thieme, Stuttgart

Cerise, E. J., Pierce, W. A., Diamond, D. L. (1970) Abdominal Drains. Ann Surg 171: 764

Clowes, G., Gall, F. (1979) Panels of the 28th Congress of the „Société Internationale de Chirurgie" in San Francisco. Springer, Berlin Heidelberg New York

Cohn, L. H. (1965) Local infections after splenectomy. Arch Surg 90: 230

124

Literatur

Cruse, P. J. E., Foord, R. (1980) The epidemiology of wound infection, a 10-year prospective study of 62,939 wounds. Surg Clin North Am 60: 27

Daoud, F. S., Fischer, D. C., Hafner, Ch. D. (1966) Complications following splenectomy with special emphasis on drainage. Arch Surg 92:32

Daschner, F. (1979) Epidemiologie Krankenhaus-erworbener Infektionen in der Chirurgie. MMW 121:1497

Dathe, G. (1973) Rasterelektronenmikroskopische Oberflächendifferenzierungen verschiedener Kathetermaterialien. Urologe A 12: 299

Dathe, G. (1977) Differenzierung verschiedener Kathetermaterialien nach Oberfläche, Form und Funktion. Therapiewoche 27: 5185

Delbet, P. (1889) Recherches Expérimentales Sur Le Lavage Du Péritoine. Ann Gynéc Obstét 32: 165

Delbet, P. (1890) Expériences Et Réflexions Sur Le Drainage Du Péritoine. Ann Gynéc Obstét 33: 1009

Dietschi, C. (1978) Zur Problematik des künstlichen Hüftgelenkes. Schriftenreihe Med. Orthop. Technik, Bd. 4. Gentner, Stuttgart

Domininghaus, H. (1973) Kunststoffe I–III. VDI, Düsseldorf

Domininghaus, H. (1976) Die Kunststoffe und ihre Eigenschaften. VDI, Düsseldorf

Duparc, J., Pidhorz, L. (1973) Total arthroplasty of the hip, results, evaluation of surgical risk. In: Chapchal, G. (ed) Arthroplasty of the hip. Thieme, Stuttgart

Eckert, P. (1976) Das Niederdrucksystem. Thieme, Stuttgart

Eckert, P. (1978) Postoperative Peritonitis: Spülung der Bauchhöhle mit Antibiotika. Langenbecks Arch Chir 347: 419–423

Eckert, P. (1982) Erkennung und Behandlung postoperativer Peritonealabszesse. Grundlagen der Chirurgie. Mitt. Dtsch. Ges. Chirurgie 5: G14

Eckert, P. (1983) Immunglobuline bei Risikopatienten in der Chirurgie. Beitr Infusionsther Klinis Ernahr 11: 34–38

Eckert, P. (1983) Postoperative Pankreatitis. diagnostik & intensivtherapie 8: 10–16

Eckert, P., Eichfuss, H. P. (1978) Peritonitis. Thieme, Stuttgart

Eckert, P., Eichfuss, H. P. (1978) Pleuraempyem bei Erkrankungen und Operationen im Oberbauch. Med Welt 29: 1196–1199

Eckert, P., Eichfuss, H. P. (1978) Transperitoneale Resorption des Peritoneums bei der akuten und chronischen Peritonitis. Langenbecks Arch Chir 346: 187–192

Eckert, P., Geursen, R. G., Naber, M. (1986) Über die Konzentration systemisch und intraperitoneal applizierter Antikörper. Gelbe

Hefte, Behring

Eckert, P., Koch, G., Schlosser, G. A. (1978) Chirurgische Therapie des Ileus. In: Richter, H., Eckert, P. (Hrsg.) Ileus. INA, Bd. 10, S. 97–109. Thieme, Stuttgart

Eckert, P., Naber, M., Geursen, R. G. (1986) Akute Peritonitis. Intraperitoneale lokale und systemische Anwendung von 5-S-Immunglobulinen. Umweltmedizin 1: 15–18

Eckert, P., Schlosser, G. A., Pfeiffer, M. (1982) Perforierendes und stumpfes Bauchtrauma. In: Häring, R. (Hrsg.) Dringliche Bauchchirurgie, S. 428–450. Thieme, Stuttgart

Eichfuss, H. P. (1975) Die Drainage der Bauchhöhle. Med Welt 26: 311–315

Eichfuss, H. P., Kortmann, K. B., Kremer, B., Schreiber, H. W. (1982) Anatomische und funktionelle Grundlagen für die Wahl von Nahtmitteln und Techniken in der Chirurgie von Magen und Dünndarm. In: Thiede, A., Hamelmann, H. (Hrsg.) Moderne Nahtmaterialien und Nahttechniken in der Chirurgie, S. 267–279. Springer, Berlin Heidelberg New York

Eisenberg, H. M., McComb, J. G., Lorenzo, A. V. (1974) Cerebrospinal fluid overproduction and hydrocephalus associated with choroid plexus papilloma. J Neurosurg 40: 381–385

Enderle, A. (1973) Follow-up of 334 total hip replacements. In: Chapchal, G. (ed) Arthroplasty of the hip. Thieme, Stuttgart

Enneker, C., Fleischmann, E., Lange, Th. (1979) Klinische Anwendung und vergleichende Untersuchung der Ulmer Drainage und der herkömmlichen Gewebssaugdrainage nach Redon. Chirurg 50: 126

Fletcher, R. (1956) Silicon rubber tubing for transfusions. Lancet 1: 509

Gjerris, F., Børgesen, S. E. (1984) Hydrocephalus. Ugeskr Laeger 146: 1779–1784

Goligher, J. C., Graham, N. G., de Dombal, F. T. (1979) Anastomotiv deshiscence after anterior resection of rectum and sigmoid. Br J Surg 57: 109

Gordon, A. B., Bates, T., Fiddian, R. V. (1976) A controlled trial of drainage after cholecystectomy. Br J Surg 63: 278

Greenall, M. J., Evans, M., Pollock, A. V. (1978) Should you drain a perforated appendix? Br J Surg 65: 880

Gruber, R., Jenny, P., Herzog, B. (1984) Experience with the antisiphon device (ASD) in shunt therapy of pediatric hydrocephalus. J Neurosurg 61: 156–162

Gschwend, N. (1976) Symposium on total prosthesis, clinical material and overall-results. In: Gschwend, N. (ed) Total hip prosthesis. Huber, Bern

Gupta, S., Rauscher, G., Stillmann, R., Fitzgerald, J. (1978) The rational use of drains after cholecystectomy. Surg Gynecol Obstet 146: 191

Guthy, E., Pichlmayr, R., Lehr, L., Pahlow, J. (1980) Die offene Peritonealspülung zur Behandlung der schweren Peritonitis. Langenbecks Arch Chir 352: 323

Häring, R. (Hrsg.) (1978) Das komplizierte gastroduodenale Ulkus. II. Symposium „aktuelle chirurgie". Thieme, Stuttgart

Häring, R. (1981) Erfahrungen mit dem Aszites-Ventil nach Leveen. In: Eckert, P., Liehr, H. (Hrsg.) INA, Bd. 25, S. 160. Thieme, Stuttgart

Härle, A. (1981) Wunddrainage. Hygiene und Medizin 6: 127

Hakim, S. (1964) Algunas observaciones sobre la presión normal del LCR (presentación de un nuevo sindrome). Tesis de grado N° 957, Facultad de Medicina, Universidad Javeriana, Bogota, Columbia

Hanna, S. S., Jirsch, D. W. (1977) Management of hepatic injury. Can Med Assoc J 117: 352

Haschek, H., Porpáczy, P., Schmidbauer, C. P. (1982) Bakterieller Hospitalismus ist abhängig von Antibiotikapolitik und Krankenhaushygiene. Med Klin 77: 15—17

Hau, T., Ahrenholz, D. H., Simmons, R. L. (1979) Secondary bacterial peritonitis, the biologic basis of treatment. Curr Probl Surg 16: 34—65

Heberer, G., Köle, W., Tscherne, H. (Hrsg.) (1980) Chirurgie. Lehrbuch für Studierende und Ärzte, 3. Auflage. Springer, Berlin Heidelberg New York

Heberer, G., Spelsberg, F. (1980) Thoraxverletzungen. In: Heberer, G., Köle, W., Tscherne, H. (Hrsg.) Chirurgie. Lehrbuch für Studierende und Ärzte, 3. Auflage. Springer, Berlin Heidelberg New York

Heberer, G., Valesky, A. (1980) Brustwand, Pleura, Lunge, Mediastinum. In: Heberer, G., Köle, W., Tscherne, H. (Hrsg.) Chirurgie. Lehrbuch für Studierende und Ärzte, 3. Auflage. Springer, Berlin Heidelberg New York

Heller, R., Richard, K. E., Frowein, R. A. (1983) Ergebnisse ventrikulo-atrialer und ventrikulo-peritonealer Shunttherapie beim frühkindlichen Hydrozephalus. In: Voth, D. (Hrsg.) Hydrocephalus im frühen Kindesalter, S. 332—339. Enke, Stuttgart

Hemmer, R. (1984) Hydrozephalus im Säuglings- und Kleinkindalter. In: Dietz, H., Umbach, W., Wüllenweber, R. (Hrsg.) Klinische Neurochirurgie, Bd. 2, S. 24—29. Thieme, Stuttgart

Herberhold, C. (1980) Septische Chirurgie im Kopf- und Halsbereich. In: Eckert, P., Savić, B. (Hrsg.) Septische Chirurgie. Schattauer, Stuttgart

Hess, W. (1961) Die Erkrankungen der Gallenwege und des Pankreas. Thieme, Stuttgart

Higson, R. H., Kettlewell, M. G. (1978) Parietal wound drainage in abdominal surgery. Br J Surg 65: 326

Hollender, L. F., Calderoli, H. (1981) Drainage der Bauchhöhle. In: Allgöwer, M., Harder, F., Hollender, L. F., Peiper, H.-J., Siewert, J. R. (Hrsg.) Chirurgische Gastroenterologie, Bd. I. Springer, Berlin Heidelberg New York

Hollender, L. F., Marie, A. (1981) Chirurgie der chronischen Pankreatitis. In: Allgöwer, M., Harder, F., Hollender, L. F., Peiper, H.-J., Siewert, J. R. (Hrsg.) Chirurgische Gastroenterologie, Bd. II. Springer, Berlin Heidelberg New York

Hollender, L. F., Marie, A. (1981) Chirurgische Behandlung der akuten Pankreatitis. In: Allgöwer, M., Harder, F., Hollender, L. F., Peiper, H.-J., Siewert, J. R. (Hrsg.) Chirurgische Gastroenterologie, Bd. II. Springer, Berlin Heidelberg New York

Hollender, L. F., Marie, A. (1981) Pankreascarcinom und periampulläres Carcinom. In: Allgöwer, M., Harder, F., Hollender, L. F., Peiper, H.-J., Siewert, J. R. (Hrsg.) Chirurgische Gastroenterologie, Bd. II. Springer, Berlin Heidelberg New York

Hollender, L. F., Marie, A. (1981) Pankreastumoren. In: Allgöwer, M., Harder, F., Hollender, L. F., Peiper, H.-J., Siewert, J. R. (Hrsg.) Chirurgische Gastroenterologie, Bd. II. Springer, Berlin Heidelberg New York

Hudspeth, A. S. (1975) Radical surgical debridement in the treatment of advanced generalized bacterial peritonitis. Arch Surg 110: 1233—1236

Hughes (1892), zitiert in Yates, I. L. (1905). J Am Med Assoc 19: 817

Hunt, J. A., Rivlin, M. E., Subke, H. K. H. F. (1976) Antibiotische Lavage der Bauchhöhle bei schwerer Peritonitis. Intensivmed 13: 398—408

Jackson, F. E., Pratt, R. A. (1971) Report on a silicone rubber „brain drain". Resident and Staff Physician 17: 5

Jaeger, N., Weißbach, L. (1980) Die verschiedenen Prinzipien der Wunddrainage. Krankenhaushygiene und Infektionsverhütung 18: 412—416

James, H. E., Tibbs, P. A. (1981) Diverse clinical application of percutaneous lumboperitoneal shunts. Neurosurgery 8: 39—42

Kern, E. (1979) Zur Pathophysiologie des Peritoneums in der Peritonitis. In: Häring, R. (Hrsg.) Aktuelle Chirurgie, S. 11. TM-Verlag, Bad Oeynhausen

Kern, E., Klaue, P. Arbogast, R. (1983) Programmierte Peritoneallavage bei diffuser Peritonitis. Chirurg 54: 306—310

Kinzl, L., Müller, A., Wolter, D., Burri, C. (1976) Strömungsphysikalische Untersuchungen neuer chirurgischer Saug-Drainagen. Chirurg 47: 43

Kirschner, M. (1926) Die Behandlung der akuten eitrigen freien Bauchfellentzündung. In: Kongreßbericht der Deutschen Gesellschaft für Chirurgie. Langenbecks Arch Klin Chir 142: 253–311

Kronberger, L. (1981) Tumoren der Gallenblase und Gallenwege. In: Allgöwer, M., Harder, F., Hollender, L. F., Peiper, H.-J., Siewert, J. R. (Hrsg.) Chirurgische Gastroentrologie, Bd. II. Springer, Berlin Heidelberg New York

Kuemmerle, F., Neher, M., Schönborn, H., Mangold, G. (1975) Vorzeitige Operation bei akuter hämorrhagischer Pankreatitis. Dtsch Med Wochenschr 100: 2241–2245

Ledger, W. J., Sweet, R. L., Headington, J. T. (1973) Prophylactic ophaloridus in the prevention of postoperative pelvic infections in premenopausal women undergoing vaginal hysterectomy. Am J Obstet Gynecol 115: 766

Lister, J. (1881) The treatment of wounds. Lancet ii: 863–866

Lob, G. (1982) Das infizierte Kniegelenk. In: Burri, C., Mutschler, W. (Hrsg.) Das Knie. Hippokrates, Stuttgart

Lohfert, H. (1980) Untersuchungen über die Flüssigkeitsdynamik in chirurgischen Saugdrainagen. Unfallheilkunde 83: 153

Lutzeyer, W. (1982) Wundinfektion und ihre Behandlung: Urologie. Langenbecks Arch Chir 358: 203–209

Maar, K., Lenz, W. (1976) Vergleichende rasterelektronenmikroskopische in-vitro-Studie an Endoprothesen. Urologe A 15: 109

Maar, K., Lenz, W. (1977) Vergleichende rasterelektronenmikroskopische in-vitro-Studie an Endoprothesen. Urologe A 16: 302

Maier, H. C., Schwartz, S. I. (1974) Chest Wall, Pleura, Lung, and Mediastinum. In: Schwartz, S. I., Lillehei, R. C., Shires, G. T., Spencer, F. C., Storer, E. H. (eds) Principles of Surgery, 2nd edn, pp 595–675. McGraw-Hill, New York

McComb, J. G. (1983) Recent research into the nature of cerebrospinal fluid formation and absorption: Review Article. J Neurosurg 59: 369–383

McCullough, D. C. (1985) Hydrocephalus: treatment. In: Wilkins, R. H., Rengachary, S. S. (eds) Neurosurgery, pp 2140–2150. McGraw-Hill, New York

McInnis, W. D., Richardson, J. D., Aust, J. B. (1977) Hepatic trauma: Pitfalls in management. Arch Surg 112: 157

von Mikulicz, J. (1880) Über die Anwendung der Antisepsis bei Laparotomien mit besonderer Rücksicht auf die Drainage der Peritonealhöhle. Langenbecks Arch Klin Chir 26: 111–150

von Mikulicz, J. (1889) Weitere Erfahrungen über die operative Behandlung der Perforationsperitonitis Arch Klin Chir 39: 756–784

Müller, K. M., Blaschke, R., Steinmaier, F. (1977) Oberflächenstrukturen von Venenkathetern. Med Welt 28: 2055

Müller, K. M., Friemann, J., Hartenauer, U., Blaschke, R. (1981) Frühstadien der Oberflächenablagerungen auf zentralen Venenkathetern nach 24stündigem intravasalem Blutkontakt. Med Welt 32: 1362

Neely, M. R. (1969) Reducing the morbidity of vaginal hysterectomy. J Obstet Gynaecol Br Cwlth 76: 176

Normann, E., Korvald, E., Lotveit, T. (1975) Perforated appendicitis – lavage or drainage? Ann Chir Gynaecol Fenn 64: 195

Oakes, W. J. (1985) Chiari malformations, hydromyelia, syringomyelia. In: Wilkins, R. H., Rengachary, S. S. (eds) Neurosurgery, pp 2102–2124. McGraw-Hill, New York

Oberhammer, E. (1979) Eine neue Drainagegeneration als hygienische Alternative für Bauchraumdrainagen. Krankenhaushygiene + Infektionsverhütung 6: 146–149

Oberhammer, E. (1980) Neue Wege der Schwerkraftdrainage. Chirurg 51: 223–227

Owen, R. (1973) Success and failure in arthroplasty of the hip. In: Chapchal, G. (ed) Arthroplasty of the hip. Thieme, Stuttgart

Peiper, H.-J. (1981) Lebertrauma, In: Allgöwer, M., Harder, F., Hollender, L. F., Peiper, H.-J., Siewert, J. R. (Hrsg.) Chirurgische Gastroenterologie, Bd. II, S. 950–955. Springer, Berlin Heidelberg New York

Penrose, Ch. B. (1890) Drainage in Abdominal Surgery. J Am Med Assoc 14: 264–268

Peter, K. H. (1977) Urologische Instrumente aus Weichgummi, Naturlatex und aus Kunststoffen. Therapiewoche 28: 5188

Peters, G., Pulverer, G., Loci, R. (1981) Bakteriell infizierte Venenkatheter. Dtsch Med Wochenschr 25: 822

Pichelmaier, H. (1979) Aktuelles aus der Abdominal- und Unfallchirurgie. Chirurgie aktuell, Bd. 5, S. 83–88. Perimed, Erlangen

Pichlmayr, R., Grotelüschen, B. (1978) Chirurgische Therapie. Springer, Berlin Heidelberg

Pichlmayr, R., Guthy, E., Ziegler, H. (1975) Eröffnung und Verschluß der Bauchhöhle bei Wiederholungseingriffen. Chirurg 46: 476–479

Portnoy, H. D. (1971) New ventricular catheter for hydrocephalic shunts: technical note. J Neurosurg 34: 702–703

Portnoy, H. D., Schulte, R. R., Fox, J. L., Croissant, P. D., Tripp, L. (1973) Anti-siphon and reversible occlusion valves for shunting hydrocephalus and preventing post-shunt subdural hematomas. J Neurosurg 38: 729–738

Posner, J. B. (1973) Reservoirs for intraventricular chemotherapy. N Engl J Med 288: 212

Pudenz, R. H., Russell, F. E., Hurd, A. H., Shelden, C. H. (1957) Ventriculoauriculostomy: A technique for shunting CSF into the right auricle. Preliminary report. J Neurosurg 14: 171–179

Raschke, E., Eckert, P., Köhne, U. (1972) Die Rolle der Leber- und Pankreasverletzungen bei Mehrfachverletzungen. Mschr Unfallheilk 75: 117–123

Rauber, A., Kopsch, F. (1939) Lehrbuch und Atlas der Anatomie des Menschen, Bd. II, 15. Aufl. Thieme, Leipzig

Redon, H. (1955) La fermeture des plaies étendues sous dépression. Presse Méd 49: 61

Redon, H., Jost, G., Trosques, X. (1954) La fermeture sous dépression des plaies étendues. Mém Acad Chir 80: 394

Robb, H. (1890), zitiert in Yates, I. L. (1905). John Hopkins Hosp Reps 2: 184

Robb. H., Chrishey, A. (1891) Infection through the drainage tube. Bull Hopkins Hosp 2: 93

Robinson, J. O., Brown, A. A. (1980) A new closed drainage-system. Br J Surg 67: 229

Rodewald, G. (1975) Thoraxverletzungen. In: Baumgartl, F., Kremer, K., Schreiber, H. W. (Hrsg.) Spezielle Chirurgie für die Praxis, S. 161–260. Thieme, Stuttgart

Rösch, W. (1974) Papillotomie-Symposium in Erlangen-Herzogenaurach. Dtsch Med Wochenschr 99: 2312

Rudolph, J., Jaeger, Ph. D., Robert, J., Rubin, Ph. D. (1972) Migration of a Phthalate Ester Plasticizer from Polyvinyl Chloride Blood Bags into Stored Human Blood and its Localization in Human Tissues. N Engl J Med 287: 1114

Saechtling, H. J. (1979) Kunststoff-Taschenbuch, 29. Auflage. Hanser, München

Sänger (1890), zitiert in Yates, I. L. (1905). Ann Gynecol Pediatr 4: 66

Safi, R. (1973) Latest results of hip totalarthroplasty with two to eight year postoperative follow-up. In: Chapchal, G. (ed) Arthroplasty of the hip. Thieme, Stuttgart

Safrany, L., Schrameyer, B. (1985) Chirurgische Gastroenterologie. Hrsg.: Denk, H., Paquet, K. J., Zöckler, C. E. TM-Verlag, Hameln, 1: 47–56

Sanislow, C. A., Zuidema, G. D. (1963) The use of silicone T-tubes in reconstructive biliary surgery in dogs. J Surg Res 3: 497–502

Scheele, J. (1984) Fibrinklebung. Springer, Berlin Heidelberg New York Tokyo

Schmidbauer, C. P., Porpáczy, P. (1983) Wundheilungsstörungen in der Urologie. Urologe A 22: 62–66

Schreiber, H. W. (1969) Chirurgie des komplizierten Ulkus. In: Baumgartl, F., Kremer, K.,

Schreiber, H. W. (Hrsg.) Spezielle Chirurgie für die Praxis, Bd. II/1. Thieme, Stuttgart

Schreiber, H. W. (1969) Chirurgie des Magens und Duodenums. In: Baumgartl, F., Kremer, K., Schreiber, H. W. (Hrsg.) Spezielle Chirurgie für die Praxis, Bd. II/1. Thieme, Stuttgart

Schreiber, H. W., Rehner, M. (1972) Drainage der Peritonealhöhle. In: Baumgartl, F., Kremer, K., Schreiber, H. W. (Hrsg.) Spezielle Chirurgie für die Praxis, Bd. II/2. Thieme, Stuttgart

Schriefers, K. H. (1969) Gallenblase und Gallenwege. In: Baumgartl, F., Kremer, K., Schreiber, H. W. (Hrsg.) Spezielle Chirurgie für die Praxis, Bd. II/1, S. 385 ff. Thieme, Stuttgart

Scott, D. F., Marshall, V. C. (1981) Insertion and complications of Tenckhoff catheters — surgical aspects. Peritoneal Dialysis, pp 61–72. Churchill Livingstone, Edinburgh London Melbourne New York

Scrinivasan, V., Clark, S. (1972) Encrustation of Catheter Materials in vitro. J Urol 108: 473

Speirs, A. C., Blocksma, R. (1963) New implantable silicone rubbers. Plast Reconstr Surg 31: 166–175

Spetzler, R. F., Wilson, C. B., Schulte, R. R. (1977) Simplified percutaneous lumboperitoneal shunting. Surg Neurol 7: 25–29

Stephan, M., Loewenthal, I. (1979) Continuing peritoneal lavage in high-risk peritonitis. Surgery 85: 603–606

Swartz, W. H., Tanaree, P. (1976) T-tube suction drainage and/or prophylactic antibiotics – a randomized study of 451 hysterectomies. Obstet Gynecol 47: 665

Symmonds, R. E., Pratt, J. H. (1961) Prevention of fistulas and lymphocysts in radical hysterectomy. Obstet Gynecol 17:57

Tait, L. (1887) Methods of Cleansing the Peritoneum. Br J Gynaecol III (10): 185

Takaro, T. (1977) The Pleura and Empyema. In: Davis-Cristopher, F. (ed) Textbook of Surgery, pp 2087–2098. Saunders, Philadelphia London Toronto

Tittel, K., Hufnagel, F., Schauwecker, F. (1974) Die Spiraldrainage – Eine verbesserte Saugdrainage. Langenbecks Arch Chir 336: 163

Tittel, K., Hufnagel, F., Schauwecker, F. (1980) Die Spiraldrainage – Eine verbesserte Saugdrainage. Chirurg 51: 185

Todd, G. J., Reemtsma, K. (1978) Cholecystectomy with drainage. Factors influencing wound infection in 1000 cases. Am J Surg 135: 622

Tondelli, P. (1981) Indikationen zur Operation bei den Erkrankungen der Gallenwege. In: Allgöwer, M., Harder, F., Hollender, L. F., Peiper, H.-J., Siewert, J. R. (Hrsg.) Chirurgische Gastroenterologie, Bd. II. Springer, Berlin Heidelberg New York

Torkildsen, A. (1939) A new palliative operation in cases of inoperable occlusion of the Sylvian aqueduct. Acta Chir Scand 82: 117–124

Viola, P. L., Bigotti, A., Caputo, A. (1971) Oncogenic Response of Rat Skin, Lungs, and Bones to Vinyl Chloride. Cancer Res 31: 516

Wagenknecht, L. V. (1980) Hygiene in der Urologie. Urologe B 20: 154

Ward (1896), zitiert in Yates, I. L. (1905). J Am Med Assoc 27: 199

Weißbach, L. (1980) Systeme zur Harnableitung – Herausforderung an Ärzte, Krankenhausträger und Industrie. Krankenhaushygiene + Infektionsverhütung 7: 172–177

Weißbach, L., Lunow, R., Gebhardt, M., Bastian, H. P. (1979) Rasterelektronenmikroskopische Untersuchungen verschiedener Natur- und Kunststoffe nach Urineinwirkung in vitro. Urologe A 18: 175

Werner, H.-P., Roemer, H., Spielmann, M. (1986) Ein neues Verfahren für die geschlossene Wunddrainage. Hyg + Med 11: 48

Willenegger, H., Roth, W. (1962) Die antibakterielle Spüldrainage als Behandlungsprinzip bei chirurgischen Infektionen. Dtsch Med. Wochenschr 87: 1485

von Windheim, K. (1975) Rippenfell. In: Baumgartl, F., Kremer, K., Schreiber, H. W. (Hrsg.) Spezielle Chirurgie für die Praxis, Bd. I/2, S. 79–93 und S. 94–100. Thieme, Stuttgart

Winkler, R., Schreiber, H. W. (1982) Komplikationen in der Dickdarmchirurgie. In: Müller-Wieland, K. (Hrsg.) Handbuch der Inneren Medizin, Bd. III/4. Springer, Berlin Heidelberg New York

Wolter, D., Müller, A., Kinzl, L., Burri, C. (1974) Strömungsphysikalische Untersuchungen an der Redon-Saug-Drainage. Langenbecks Arch Chir 336: 163

Yates, I. L. (1905) An experimental study of the local effects of peritoneal drainage. Surg Gynecol Obstet 1: 473–492

Sachverzeichnis

Adnexektomie 98
Agishi, Aszitespumpe 88
Anus praeter, Komplikationen bei Rückver-
  lagerung 73
Aszitesbehandlung, Innere Drainage 88 ff.

Bauchhöhle 51 ff.
–, Abszeßstraßen 52
Bauchtraumen 78 ff.
–, intraabdominelle Drainagen 78 ff.
Bauchwandstabilisierung, offene 89
Beckenfraktur 107
Billroth I 53
Billroth II 53 ff.
Blasenruptur, extraperitoneale 107
Bronchialbaumverletzungen 44
Bülau-Drainage 36 ff., 47 ff., 55, s.a. Heber-
  drainage

Celestin-Tubus 82 f.
Cholaskos 59
Cholezystektomie 60
Chylothorax 37
Colitis ulcerosa 70

Darmerkrankungen, chronisch-entzündliche
  68
Dekompressionssonde, intestinale 85
Dennis-Sonde 85
Denver-Modell, Aszitespumpe 88
Dickdarm 69 ff.
–, Notfalleingriffe 73
Dickdarmchirurgie 69 ff.
–, aktuelle Vorbereitung 70
–, Drainlage 72 f.
–, Komplikationen 69 ff.
–, Nahtinsuffizienz 74
–, potentielle Infektionsquellen 69
–, Sekretabfluß über Drainage 72
–, Tamponade 73
Douglas-Abszeß 97 f.
Drainagematerial
–, antisiphon devices 27
–, Biokompatibilität 6 f., 120
–, Biolabilität 6 f.
–, Biostabilität 6, 11
–, Dimethylpolysiloxan 11

–, Drainageschläuche 5 ff.
–, Gießverfahren 10
–, Kunststoffe
–, –, Polyurethane (PUR) 5, 10 f.
–, –, Polyvinylchlorid (PVC) 5, 9, 77, 92, 111
–, –, Silikone 5, 11, 59, 77, 90, 92, 94, 98,
  105 f., 118 ff.
–, Materialanforderungen 3, 5
–, Miller-Abbott-Sonde 85
–, Naturstoffe
–, –, Kautschuk 5, 7
–, –, Latex 5, 7, 98, 120
–, –, Weichgummi 5, 9
–, Sekretreservoire 3 f., 27, 99 f.
–, Spritzgußverfahren 6, 10
–, T-Drains 67, 99 f.
–, Tauchverfahren 6, 10
–, Tuohy-Nadel 28
–, Ventrikelkatheter 25 ff.
Drainagesysteme
–, Aszitespumpe nach Agishi 88
–, Aszitespumpe, Denver-Modell 88
–, Drevac-System 17
–, Heberdrainage 14, 36 ff., 47 ff., s. a. Bülau-
  Drainage
–, Jackson-Pratt-Drainage 17, 21, 101
–, Kurzzeitdrainage 5
–, Langzeitdrainage 5
–, Leveen-Shuntsysteme 88
–, Lumboperitonealdrainage 28
–, Mikulicz-Tamponade 15, 56 f.
–, Miniredon-Drainage 102
–, Penrose-Drainage 14, 72, 79
–, Prinzipien 3 ff.
–, Redon-Drainage 16, 21, 32, 38, 89 f., 99 ff.,
  111, 115 ff.
–, Robinson-Drainage 4, 16, 66, 77, 105 f.
–, Saugdrainage (Vakuumdrainage) 3, 5, 14,
  99 f., 111 f., 115 ff.
–, Saugleistungen 115 ff.
–, Schwerkraftdrainage 3, 5, 14, 66, 99 f.,
  104 f., 107
–, Shuntsysteme nach Leveen 88
–, Ulmer Drainage 111 f., 115 ff.
–, Vakuumdrainage s. Drainagesysteme, Saug-
  drainage
–, Variodrain 115 ff.

−, Vebovac-System 14
Dünndarm, Innere Drainage 84f.
−, Strahlenschädigungen 68f.
Dünndarmanastomosen 66ff.
Duodenopankreatektomie, Drainagemöglich-
  keiten 63f.
Duodenotomie 66f.
Duodenum 66ff.
−, chronische Schädigungen 68f.
−, Drainlage 67f.
−, T-Drain 67

Emphysem 43ff.
Empyem, subdurales 22
Endoprothesen 111
Epiduralraum 21
Etappenlavage, Bauchhöhle 52

Frakturen 111

Gallenblase 58ff.
Gallengänge 58ff.
−, Innere Drainage 83f.
Gallenwegsoperationen, Komplikationen 59f.
Gastrektomie, totale 55
Gastroenteroanastomose 53
Gastrotomie 53, 85
Geburtshilfe, prophylaktische Drainagen 99
Gehirn 21
Gelenkempyem 113
Gelenkverletzungen 111
Gynäkologie 97ff.
−, prophylaktische Drainagen 99

Hämaskos 59
Hämatothorax 37, 43
Hämoperikard 42−45
Hals 31ff.
−, Schußverletzungen 33
−, Stichverletzungen 33
Halsbereich, ventrolateraler 20
Halsfisteln 32
Halslymphknotentuberkulose 32f.
Halsphlegmone 32
Halsted-Abszeßstraße 52, 57
Halszysten 32
Harnableitung, intraoperative 105
−, postoperative 105
Harnwegsinfekte 103f.
Hausner-Holter-Ventrikelkatheter 25f.
Herz 42f.
Herzbeutelerguß 42f.
Herzbeutelerkrankungen 42f.
Herzbeutelpunktion 43
Herzkontusion 44
Herzverletzungen 44
Herzwandruptur 44f.
Hirnabszeß 22
Hirnhäute 21f.
Hydronephrose 105

Hydrozephalus, adulter 28
−, intermittierender (NPH) 29
−, kindlicher 24
−, kommunizierender 29
Hysterektomie 98f.

Ileus, chronisch inkompletter 68
Implantationen 111
Innere Drainagen, Aszitesbehandlung 86ff.
−, Dünndarm 84f.
−, Gallengänge 83f.
−, Komplikationen 86
−, Magen-Darmkanal 81ff.
−, Pankreas 84
Intervallspülung, Bauchhöhle 52
Intraabdominelle Drainagen, Durchgängigkeit
  80f.
−, Komplikationen 79f.
−, Sekretfördermenge 80f.
−, Verweildauer 80f.

Jackson-Pratt-Drainage 17, 21, 101

Kolonresektionen, Serosadefekt 71
Kolpozöliotomie 97f.

Landau-Punktionsnadel 97
Leber 56ff.
−, Doppeldrainage 57
−, Verletzungsgrad Typ I−IV 56ff.
Lebereingriffe, Komplikationen 57f.
Leveen-Shuntsysteme 88
Liquorzirkulationsstörungen 22ff.
−, Bohrlochrepanation 23
−, Drainageindikation 23
−, Drainagekomplikationen 29f.
−, Drainagematerial 23ff.
−, −, antisiphon devices 27
−, −, Funktionskontrollen 27f.
−, −, Konnektoren 27
−, −, Reservoire 26f.
−, −, Tuohy-Nadel 28
−, −, Ventile 25f.
−, −, Ventrikelkatheter 25ff.
−, Implantdrainage 24, 29
−, Lumboperitonealdrainage 28
−, ventrikuloatriale Shunts 29f.
−, ventrikuloperitoneale Shunts 30
Lumbaldrainage 20
Lunge 40f.
Lungenverletzungen 40f., 44
Lymphadenitis colli 31f.
Lymphzysten 101

Magen 53ff.
Magen-Darmkanal, Innere Drainage 81ff.
Magenausgangsstenosen, Innere Drainage 82
Magenoperationen, Komplikationen 54f.
Mamma, plastische Eingriffe 101
Mastektomie 101

Mediastinaltumoren 42
Mediastinitis, akute 41
–, chronische 41
Mediastinotomie 42
Mediastinum 41–44
Mikulicz-Tamponade 15, 56 f.
Miller-Abbott-Sonde 85
Milz 65 f.
Milzruptur 66
Miniredon-Drainage 102
Morbus Crohn 70

Nackenmuskelloge 21
Nebenschilddrüse 33
Neck dissection 32 f.
Nerven, periphere 20
Neurochirurgie 19 ff.
Nierensteine 107
Nierentrauma 104

Ösophagogastrotomie 82
Ösophagus – Magen, Innere Drainage 82
Ösophagusverletzungen 45
Ommaya-Reservoir 27
Osteitis, posttraumatische 113

Pankreas 60 ff.
–, distale Resektion 62 f.
–, Innere Drainage 84
–, Mehrfachdrainage 61 f.
–, Nekrosestraßen 62
–, Palliativoperationen 64
–, proximale Resektion 63 f.
Pankreaskarzinom 61–64
Pankreasoperationen 60 f.
Pankreasresektion, Komplikationen 63 f.
Pankreasverletzungen 60 f.
Pankreatitis, akute 60 f., 67
–, chronische 60 ff.
–, postoperative 55
–, Spüldrainage 61 f.
Panzerherz 42
Penrose-Drainage 14, 72, 79
Perikarditis 42
Perikardschwiele 43
Perikardzyste 43
Peritonealabszesse, postoperative intraabdomi-
    nelle 74 ff.
–, –, Diagnose 75 f.
–, –, Drainagebehandlung 77 f.
–, –, Laparotomien 76 f.
–, –, Letalität 78
–, –, Lokalisation 74 f.
–, –, Prognose 78
–, –, Symptome 74
–, –, Therapie 76 ff.
–, –, Untersuchungstechniken 75 f.
–, –, Ursachen 74
Peritoneallavage 52, 61 f.
–, eitrige Peritonitis 93 ff.

–, Katheterlage 94 f.
–, Komplikationen 95
–, Spül-Saugkatheter 94
Peritonealspülung, geschlossene 91 ff.
–, offene 52, 89 ff.
Peritoneum 51 f.
–, Leistungen 51 f.
Peritonitis, diffuse eitrige, Ausgangspunkte 92
–, –, Drainage 92
–, –, Komplikationen 91 f.
–, eitrige, Peritoneallavage 93 ff.
–, experimentelle 118 ff.
–, –, Methodik 119
–, –, Untersuchungsergebnisse 119 f.
–, geschlossene Spülbehandlung 91 ff.
–, offene Spülbehandlung 89 ff.
Pleura 36 ff.
Pleuradrainage s. Bülau-Drainage und Draina-
    gesysteme, Heberdrainage
Pleuraempyem 37 f.
Pleuraerguß 36 f.
Pleurapunktion 37 ff.
Pleuratumoren 39
Pneumothorax 36, 43
–, geschlossener 36
–, künstlicher 36
–, offener 36
Polyäthylendrainage, experimentelle Peritonitis
    118 ff.
Polytrauma 112 f.
Portnoy-Ventrikelkatheter 25
Prostataadenom 108
Pudenz-Ventrikelkatheter 25 ff.
Pyeloplastik 105
Pyonephrose 107
Pyopneumothorax 37 f.
Pyosalpinx 98

Redon-Drainage 16, 21, 32, 38, 89 f., 99 ff.,
    111, 115 ff.
Rippenfrakturen 44
Robinson-Drainage 4, 16, 66, 77, 105 f.

Schädel 21
Schilddrüse 33
Schlürfdrainage 15, 113
Sekretableitung, geschlossene 13, 19
–, halboffene 13
–, offene 13, 19
–, Prinzipien 3, 13
Sekretreservoire, Material 3
–, –, Glas 3
–, –, PVC 3
–, –, Silikonkautschuk 3
–, Niedrigsogreservoir 99 f.
–, Rickham-Reservoir 27
Serothorax 37
Silikondrainage 59, 77, 90, 92, 94, 98, 105 f.,
    118 ff.
–, experimentelle Peritonitis 118 ff.
–, Saugleistung 116 f.

Spetzner-Lumboperitonealdrainage   28
Splenektomie   65
–, Komplikationen   65f., 79
Spontanpneumothorax   36
Sternotomie   42
Subduralraum   21f.
Subgalealraum   21

T-Drain, Duodenum   67
–, Gynäkologie   99f.
Tenckhoff-Katheter   94
Thalassämie   65
Thoraktomien   40ff.
Thorax   35ff.
–, Notfälle   43
Thoraxdrainage   47ff.
–, Fehler   48f.
–, Gefahrenquellen   38, 48f.
–, Material   47
–, Methoden   47f.
–, Punktionsort   47
–, Punktionstechnik   47f.
Thoraxkompression   44
Thoraxtraumen   43ff.
–, penetrierende   43ff.
–, perforierende   43ff.

–, Schockbehandlung   46
–, stumpfe   43ff.
Thoraxweichteilverletzungen, oberflächliche
   44
Traumatologie   111ff.
Tuboovarialabszeß   98
Touhy-Nadel   28

Ulmer Drainagesystem   111f., 115ff.
Unfallchirurgie   111ff.
Urologie   103ff.
–, Antibiotikaprophylaxe   106
–, Kontaminationsgrade   103f.
–, Wundbehandlung   106f.

Vagina, plastische Eingriffe   102
Vagotomie   53
Ventilpneumothorax   36
Ventrikulitis, eitrige   22
Vulvektomie   101

Weichmacher   9, 120
–, Adipinsäureester   9
–, Phthalsäureester   9
Weichteilverletzungen   111
Wirbelsäule   20